高等院校"十三五"规划教材·基础课系列

项目成果：《应用心理学专业学生应用能力"UGC"三位一体培养模式探究》。项目编号：2017JZ15，项目参与人：廖明英、梁英豪、甘在燕、王冬梅、崔源琳、白丽华、李灿，本项目由何树德主持。

大学生营养与心理健康

DAXUESHENG YINGYANG
YU XINLI JIANKANG

主　编　廖明英

副主编　何树德

参　编　梁英豪　甘在燕　王冬梅
　　　　崔源琳　白丽华　李　灿

U0199427

华中科技大学出版社
http://www.hustp.com
中国·武汉

图书在版编目(CIP)数据

大学生营养与心理健康/廖明英主编.—武汉:华中科技大学出版社,2018.8(2023.7重印)
ISBN 978-7-5680-4552-0

Ⅰ.①大… Ⅱ.①廖… Ⅲ.①大学生-营养卫生 ②大学生-心理健康-健康教育 Ⅳ.①R153
②G444

中国版本图书馆 CIP 数据核字(2018)第 196749 号

大学生营养与心理健康

廖明英　主编

Daxuesheng Yingyang yu Xinli Jiankang

策划编辑：江　畅
责任编辑：段亚萍
封面设计：孢　子
责任监印：朱　玢
出版发行：华中科技大学出版社(中国·武汉)　　电话：(027)81321913
　　　　　武汉市东湖新技术开发区华工科技园　　邮编：430223
录　　排：华中科技大学惠友文印中心
印　　刷：武汉市籍缘印刷厂
开　　本：787mm×1092mm　1/16
印　　张：7.75
字　　数：199千字
版　　次：2023 年 7 月第 1 版第 10 次印刷
定　　价：26.00 元

前言

党的十九大报告明确指出,"人民健康是民族昌盛和国家富强的重要标志。"同时提出,"加强社会心理服务体系建设,培育自尊自信、理性平和、积极向上的社会心态。"大学生处于身心发展和完善的关键时期,最容易成为身心问题的"高危人群",因此,关注他们身心的健康成长,帮助他们培育强健的体魄,为他们塑造优秀的人格,及时缓解他们的心理问题,教授他们必备的心理健康知识,引导他们构建积极的社会心态,就必然成为新时期高校教书育人的重要使命。

大学生身心健康教育是一项系统工程,身体健康和心理健康同等重要,两项教育辩证统一,不可偏废。据了解,一些大学生之所以心理问题严重,其主要原因正是活动少,不愿意积极主动参加体育锻炼,不注重身体的营养平衡,动得少吃得多,而进餐既不讲究节律又不讲究营养,食物偏好突出,甚至不注重食品的危害性或有毒性。所以我们认为,新时期大学生的心理健康教育不得不同营养教育同期进行。

四川文理学院开设"大学生营养与心理健康"课程的目的在于全面普及健康知识,让学生充分了解身体健康与营养平衡的关系、营养平衡与心理健康的联系,掌握膳食平衡的基本常识、心理健康的基本标准,并在知识学习的基础上逐步形成身心健康维护的技能技巧,以自觉参与身心健康呵护活动,帮助他人缓解身心问题。

本教材前期调研充分,准备时间较长,参阅资料较多,形成上、下两篇,共八章。上篇为营养篇,包括大学生营养与健康的基本知识、大学生营养与疾病两章。下篇为心理健康篇,主要包括:大学生心理健康概述;人际沟通,团队协作;信任训练,培养信心;自我认识,激发感恩;调控情绪,战胜挫折;积极心态,目标明确。这些内容概括起来有如下几个特点:

(1)针对性强。本教材是针对现今大学生体质弱化、心理问题逐年严重等情况撰写的。教材中有大量的数据说服大学生高度重视心理和身体健康。

(2)系统性强。本教材并非将心理健康和身体健康分别对待,而是从相关性角度辩证处理二者的关系。学生学习后会深刻理解二者互为因果的关系,会在生活学习中兼顾二者的共同发展,不再孤立看待心理健康问题和身体健康问题。

(3)科学性强。本教材以心理学、营养学等学科的基本原理为指导,对基本概念、基础知识、训练项目、案例选取等都进行了严格把关,确保所有的知识点准确无误、结构完整。

(4)创新性强。本教材是在学校较为完善的人才培养方案,以及心理学教研室实践的"集体讲授+个别辅导"的心理健康教育模式的基础上编撰而成的。本教材的编写凝聚了多位老师的心血,所有老师都能从各专业领域吸纳前沿知识,能从健康教育实践中总结经验,都能以开放、创新的姿态采纳社会各界人士的建议和意见。

携手同行,感恩于心。本教材在编写的过程中得到了四川文理学院党政领导的指导和关怀,得到了教务处、学生处的大力支持;编写组查阅、参考、引用了大量文献资料,借用了多位学者的观点、研究成果,在此向各位领导、各位学者、各位同人表示深切的感谢! 由于编写时间短,编写组教师工作繁多、精力有限,加之其他因素,书中难免出现错误和不足之处,恳请各位读者批评指正、包容谅解,我们将在后续的修订过程中改正完善。

编者

2018 年 5 月

目录
Contents

上篇

营养篇

第一章 大学生营养与健康的基本知识

第一节 健　　康

一、健康概念的演变

健康是医学哲学最基本的概念之一,也是难以阐明的概念之一。在不同的历史发展时期,人们对于健康有不同的认识。许多年以来,人们常把"健康"看作"没有疾病",把"疾病"看成"不健康"。

人们对疾病的认识比对健康的认识要早得多。最初,疾病被看作独立存在的实体,它与人体的关系是两种实体之间的关系:或者由于巫术的作用,异物进入了人体;或是恶魔、鬼神缠住了身体;或是患病者失去了生命的本源。对疾病的这类认识是一种本体论的疾病观。以后,医学逐渐脱离了巫术,人们开始形成了自然哲学的疾病观,借用当时流行的哲学概念解释疾病的发生、发展和转归,例如,认为疾病是由于人体内诸元素失去了平衡,或是由于气发生了紊乱。随着医学从中世纪神学的枷锁中得以解放,以及自然科学各门学科的产生和发展,人们开始逐渐形成了自然科学的疾病观。19世纪起,人们认识到疾病是机体对致病因子有害作用的一种反应,是机体功能的紊乱。即使在当今,自然科学的疾病观以及认为健康即无疾病的看法仍然有很大的影响。

然而把健康看成没有疾病,这种对健康概念的认识是消极的。健康和病并非如同一块硬币的正反两面,而是人的生命状态的两个端点,它们之间存在着无数种不同谱级的状态。

自从美国社会学家帕森斯第一次阐述了健康的社会文化定义以来,人们对健康的医学定义认可程度开始逐渐减少。帕森斯认为:"健康可以解释为社会化的个人完成角色和任务的能力处于最适当的状态。"帕森斯对健康所做的定义最为突出之点是他将能对社会起最佳作用的能力看作健康的标准。

20世纪60年代以来,在对心理紧张的研究中,健康又被人们看成情绪良好或者快乐。这种对健康的看法分析了社会生活事件对个体产生的压力,以及压力对健康造成的危害,因为过大的压力会使人处于紧张状态之中,在此种状态中的个体就不会处于健康状态。

当今,人们已越来越清晰地认识到,对健康概念的较为完整的认识应该包括生物学、心理学和社会学三个维度,这三个方面的健康状态是相互影响、相互制约的。早在1946年,世界卫生组织在其宪章中提出,健康是"身体、心理和社会适应的健全状态,而不只是没有疾病或虚弱现象。无论种族、宗教、政治信仰和经济状况有何差别,所有人都拥有享受现有最高的健康标准这一基本权利"。70多年以来,世界卫生组织对健康的定义和解释,已被越来越多的人认可和接受。根据世界卫生组织对健康的定义,一个身体健康、心理健康和社会适应良好的人,才能称得上是一个健康的人。具体来说,应该符合十条标准,它们是:①有充沛的精力,能从容不迫地担负日常的繁重工作,而不会感到过分紧张和疲劳;②处世乐观,态度积极,勇于承担责任,遇事不挑剔;③有充分的休息;④应变能力强,能适应外界环境的各种变化;⑤能抵抗一般感冒和传染病;⑥体重适当,身体发育匀称;⑦眼睛明亮,反应敏捷,伤口不易发炎;⑧牙齿清洁,无龋齿,无疼痛,牙龈色泽正常,无出血现象;⑨头发有光泽,无头皮屑;⑩肌肉丰满,皮肤富有弹性。

从这种广义的、积极的意义上去认识健康,保护和增进健康,就超出了医学卫生所能胜任的范围,成为社会共同的责任。卫生保健所要达到的目标,已经不只是仅靠医学努力即可达到的目标,而是要由整个社会、民族、国家和全人类共同努力争取的目标。

从这种广义的、积极的意义上去认识健康,那么大学生健康的研究范畴,就不会再局限于传统的医学卫生的范畴,而会涉及行为科学和社会科学的许多方面。大学生健康教育所需要解决的问题,只有通过包括生物学、心理学、社会学、教育学、营养学等多方面的广泛研究,通过教育、心理、医务、保健和社会工作者的通力合作,通过全社会的关心和支持,方能得以解决。

二、影响健康的因素

健康是诸多相互交叉、渗透、影响和制约的因素交互作用的结果。大学生的身体心理和社会适应的健全状态有赖于他们所处的良好的自然环境和社会环境,也有赖于其自身状况,还与其作用于环境的方式以及环境对其的反作用有关。要将影响大学生健康的诸多因素截然分开是很困难的。

(一)环境因素

1. 自然环境因素

自然环境因素包括化学因素、物理因素和生物因素等,有些是自然界固有的,有些是人为的,但都以自然因素的形态对大学生的健康产生影响。有一些社会环境因素,也可以以自然环境因素为中介,间接影响人类的健康。

自然界中的空气、阳光、水、动植物等各种无机物和有机物,都是人类赖以生存的条件。良好的自然环境能为大学生提供各类物质条件,维持和促进其正常的生命活动和健康的发展,也会为他们提供各种精神条件,使他们情绪愉悦、积极向上。但是,自然环境中也随时产生着、存在着和传播着危害因素,它们主要通过化学、物理和生物因素产生影响,直接和间接地危害着人类的健康。

化学因素是影响大学生健康的自然因素的主要方面。人类从自然环境中摄入体内的化学物质过量或者不足,均可使他们遭受伤害。例如,大学生营养中蛋白质、维生素、无机盐等营养素摄入过量或不足,都可引起相应的病症。又如,大学生生活环境中超过卫生标准的铅、砷、汞、铬、锰等元素皆可使其急性或慢性中毒。

物理因素是影响大学生健康的自然因素的另一个方面。气候的酷暑严寒、空气的湿度、气压和气流的突变、电离辐射、噪声等物理变化都会影响到大学生的健康。如长期高强度的噪声刺激会使大学生大脑皮层及自主神经系统出现功能紊乱,产生头晕、嗜睡或者乏力等一系列症状。又如,外伤,包括生活和交通事故等方面的外伤也属于物理因素,因外伤致死的大学生在大学生总死亡人数中占相当的比例。

生物因素是影响大学生健康的自然因素的又一个方面。大学生经由饮食、饮水、呼吸、皮肤接触、医疗事故等途径可感染各种致病细菌、病毒及其他各类致病的微生物,引起相应的疾病。

2. 社会环境因素

人不但是生物的人,而且是社会的人,人的健康除了受自然环境因素的影响外,也受社会环境因素的影响。大学生与社会其他人群一样,都生活在具有复杂关系的社会文化体系中,这个体系中的各个因素,包括政治制度、社会经济文化、伦理道德、宗教风俗、文化变迁、社会人际关系、教育等,都会直接或者间接地影响他们的健康。

文化由人类创造,文化又决定着人类的发展以及对客观事物的认识和控制能力。文化可以直接制约人对健康的认识和行为,也可以通过影响人的伦理观念、道德观念、宗教信仰、风俗习惯以及人生观等间接地制约人对健康的认识和行为。社会环境对健康产生的影响往往与社会文化的变迁有关,特别是与工业化、都市化、生活现代技术化以及地理上的人口流动等因素造成的文化变迁有更为紧密的联系。作为生活在社会文化背景中的大学生,其健康也不可避免地会受到这种因素的影响和制约。

国家采用立法、行政等手段,设立医药卫生、社会福利救济、人身安全、环境保护、文化体育和教育等职能部门,举办社会保险、社会救济和群众卫生事业,以保障社会成员享有健康的权利,并调动社会各种力量,消除各种不良的社会因素,以保护社会成员的健康免受损害。

健康的社会环境,是一个规模浩大的系统工程,有赖于社会的经济实力,社会只有投入相当的财力和资源,方能改善社会的环境。因此,社会经济是影响大学生健康的一个不可缺少的条件。在社会生活中,人总是与其他人结成一定的社会关系而展开各种活动的。人们在生活中结成的这种社会人际关系包括了多方面的特征,例如,与人发生联系的范围、接触的强度、持续的时间和频率以及相互作用的内容等。社会人际关系的失调常可使人产生身体和心理上的问题,甚至导致躯体或心理上的障碍或疾病,尽管大学生的社会人际关系比社会其他人群相对简单,但是如若正常的社会人际关系受到损害,例如家庭破裂、受虐、家庭成员意外伤亡等,都会给他们的健康带来很大的损害,有的还可能导致极大的创伤。

大学生所处的社会地位以及所接受的教育,也是影响他们健康的社会因素中的一个方面。有证据表明,较低社会阶层的人比中上阶层的人有更高的患病率和死亡率,其原因是多方面的。例如:社会地位决定了人的生活条件,表现为不同的衣食住行的条件,而衣食住行对健康的影响作用通常是以自然环境因素作为中介而实现的;人的社会地位也决定了人接受教育的程度,教育能改善人的认识态度和行为,从而提高人的健康水平。

(二)保健设施的易得性

近些年来,随着人们对健康概念认识的深化,以及医学模式的改变,心理学工作者、社会学工作者、教育工作者和精神病医师等也加入了学生保健的行列,许多保健机构应运而生,也将学生的保健水平推上了一个新的台阶,使学生对保健设施的获得可能性得以增加。

（三）生物学因素

在影响一个人的健康的生物学因素当中,遗传是重要的因素之一。遗传是指祖先的性状对其后裔的传递,亲代与子代之间传递遗传信息的物质是细胞核内构成染色体的主要物质——脱氧核糖核酸(DNA)。这些遗传信息通过代谢作用,在不同条件下控制着蛋白质的合成,从而导致各种遗传性状的产生,使亲代的性状在子代中重新出现。亲代通过遗传传递给子代的性状是多方面的,包括体态、体质、行为等方面,还可以传递其他隐性的或显性的遗传疾病或缺陷。

医学事业的发展,使一些严重威胁健康和生命的传染病和常见病得以控制,发病率已大为下降,而遗传性疾病在人类疾病中所占的地位日益突出。目前已发现按孟德尔式遗传的人类遗传病有 3500 种左右,估计每 100 个新生儿中有 3～4 人患有各种不同类型的遗传病,虽然有些治疗方法可以矫正或缓解一些临床症状,或者预防疾病的发生,但是一般尚无根治的方法。

此外,生理因素也是对人类健康产生重大影响的生物学因素。生理因素包括细胞、组织、器官和系统的机能,以及在不同环境下机体的各个组成部分和整体的反应。

（四）生活方式

生活方式是在一定历史时期和社会条件下,各民族、阶层和社会群体的生活模式,包括衣、食、住、行、休息、娱乐、社交等方面。不良生活方式已经成为现代社会中影响人类健康的最主要的因素。据美国的一项调查资料,在健康危害因素中,人的生活方式与行为占48.9％,环境因素、生物学因素和保健设施因素分别占17.6％、23.2％和10.3％;在中国学者所做的同类研究中,人的生活方式与行为占 37.3％,其他三项分别占 19.7％、32.1％和10.9％,人类主要的死亡原因由数十年以前的呼吸系统疾病、急性传染疾病、消化系统疾病等转变为心血管疾病、恶性肿瘤、事故等,而后者与人的生活方式与行为密切相关。例如进食过量的动物脂肪、吸烟、摄入过多的热量和食盐、缺乏体力劳动等,都容易引发心血管系统的疾病。

第二节　大学生对营养素的需求

目前已证实,人类必需的营养素多达 40 多种,有些营养素必须通过食物摄入来满足人体的需要,每种天然食物中所含的营养素的种类和数量各有不同,正确认识营养素的生理功能和机体对营养素的需求量是合理营养的基础。

一、基本概念

1. 营养

从字义上讲,"营"为谋求,"养"为养生,营养就是谋求养生的意思,具体来说是指人体通过从外界摄取各种食物,经过消化、吸收和新陈代谢,以维持机体的生长、发育和各种生理功能的生物学过程。

2. 营养学

营养学属于生命科学的一个分支,也是预防医学的重要组成部分,是研究人体营养过程、需要和来源,以及营养与健康关系的一门学科。

3. 营养素

营养素是指食物当中能够被人体消化、吸收和利用的有机和无机物质,包括七大类:蛋白质、脂肪、糖(碳水化合物)、矿物质、维生素、水和膳食纤维。营养素能构成和修补身体细胞、组织,供给人体生长发育和组织自我更新所需的材料;供给热能,维持体温,满足生理活动和从事生产劳动的需要;维持和调节人体器官功能和代谢反应,使身体各部分工作能正常进行。

4. 营养素间的相互关系

人体每天从食物摄取的各种营养素在体内不是孤立的,它们必须互相配合才能发挥生理功能。例如,脂肪、碳水化合物和蛋白质的代谢过程需要维生素和矿物质(包括微量元素)的参与。又例如,膳食中铁的吸收和利用需要维生素 C 和铜、钼、锰等微量元素的协助。蛋白质、脂肪和碳水化合物三大营养素除了各自有其独特的生理功能之外,还都是产生能量的营养素,在能量代谢中既互相配合又互相制约。例如,脂肪必须有碳水化合物的存在才能彻底氧化而不致因产生酮体而导致酸中毒。又例如,当能量摄入超过消耗,不论这些多余的能量是来自脂肪还是来自蛋白质或碳水化合物,都会一律转化成脂肪积存在体内造成肥胖。又例如,碳水化合物和脂肪在体内可以互相转化,互相替代,而蛋白质是不能由脂肪或碳水化合物替代的。但充裕的脂肪和碳水化合物供给可避免蛋白质被当作能量的来源。由此可见,在膳食中必须合理搭配这三种营养素,保持三者平衡,才能使能量供给处于最佳状态。

二、人体对能量的需求

生命活动最基本的特征是新陈代谢,即人体不断地通过物质代谢来构建、更新自身组织,通过能量代谢来驱动各种生命活动。人体能利用的能量主要来源于食物中碳水化合物、脂肪和蛋白质分子结构中蕴藏的化学能。

(一)能量的单位及其相互换算

能量的单位多年来一直用卡(calorie,cal)或千卡(kilocalorie,kcal)表示。1 cal 是 1 g 水从 15 ℃上升到 16 ℃所吸收的能量。目前国际上通用的能量单位是焦耳(Joule,J)。为了实用,营养学上常用千焦(kJ)或者兆焦(MJ)作为能量单位,其换算关系为:

$$1 \text{ 千卡(kcal)} = 4.185 \text{ 千焦(kJ)}$$
$$1000 \text{ 千卡(kcal)} = 4.185 \text{ 兆焦(MJ)}$$
$$1 \text{ 千焦(kJ)} = 0.239 \text{ 千卡(kcal)}$$

(二)人体能量的消耗

人体对能量的需求量取决于机体对能量的消耗量。成年人的能量消耗主要用于基础代谢、体力活动和食物的特殊动力作用。孕妇、乳母、婴幼儿、儿童、青少年的能量消耗还包括生长发育的特殊能量需要。

1. 基础代谢

基础代谢(basal metabolism,BM)是指人在室温 18～25 ℃条件下,禁食 12 小时后,处于放松、静卧、清醒状态下测定的维持体温、呼吸、心跳等机体最基本生命活动所必需的热能消耗。

2. 体力活动

人体进行的各种体力活动所消耗的能量占人体总能量消耗的 15％～35％。肌肉越发达、体重越重、劳动强度越大、持续时间越长、工作越不熟练,消耗的能量越多。中国营养学会将我国成人的活动水平划分为轻、中、重三级,如表 1-1 所示。

表 1-1　中国成人活动水平分级

活 动 水 平	职业工作时间分配	工作内容举例	PAL 男	PAL 女
轻	75％时间坐或站立 25％时间站着活动	办公室工作、修理电器和钟表、售货员、酒店服务员、化学实验操作、讲课等	1.55	1.56
中	25％时间坐或站立 75％时间特殊职业活动	学生日常活动、机动车驾驶、电工安装、车床操作、金工切割等	1.78	1.64
重	40％时间坐或站立 60％时间特殊职业活动	非机械化农业劳动、炼钢、舞蹈、体育运动、装卸、采矿等	2.10	1.82

(引自中国营养学会　Chinese DRIs　2000)

3. 食物的特殊动力作用

食物的特殊动力作用是指机体摄取食物、消化食物引起体内能量消耗增加的现象。通常蛋白质的特殊动力作用最高,其次是碳水化合物,最后才是脂肪。

4. 生长发育等能量消耗

对于儿童、孕妇以及长期患病、引起机体高消耗而处于恢复期的病人,其热能的消耗还要用于机体的生长发育。

知识链接

能量的平衡

人体消耗的能量需从外界摄取食物才能得以补偿,使机体消耗的和摄取的能量趋于相等,营养学上称为能量的平衡。能量的平衡,并不是要求每个人每天的能量摄取都要做到平衡,而是要求成年人在 5 到 7 天消耗的与摄入的能量平均值趋于相等。能量平衡,能使机体保持健康,并能胜任必要的工作、学习和劳动。由于饥饿或疾病等原因,可引起能量摄入不足,进而导致体力、环境适应能力和抗病能力下降,以及工作效率低下;而过多的能量摄入会导致肥胖症、原发性高血压、心脏病、糖尿病和某些癌症发病率明显上升。

三、蛋白质

蛋白质是一切生命的物质基础,正常成人体内蛋白质占体重的 16%～19%,人体对蛋白质始终处于不断分解和不断合成的动态平衡中,使组织蛋白不断更新和修复,人体每天约更新 3% 的蛋白质。蛋白质主要由碳、氢、氧、氮四种元素组成。蛋白质元素组成的最大特点是含有氮。有些蛋白质还含有硫、磷、铁等其他元素。上述这些元素按一定结构组成氨基酸。氨基酸是蛋白质的组成单位。

(一) 生理功能

蛋白质的主要生理功能,包括形成新组织,维持组织更新和修复,调节机体生理过程,供给能量。长期蛋白质摄入不足,首先出现负氮平衡,组织蛋白被破坏。幼儿及青少年表现为生长发育迟缓、消瘦、体重过轻甚至智力发育障碍;成人则出现疲惫、体重减轻、贫血、血浆蛋白降低,并可出现营养性水肿;妇女可出现月经障碍,乳汁分泌减少等。蛋白质缺乏往往与能量缺乏同时出现,称为蛋白质-能量营养不良(protein-energy malnutrition,PEM)。

(二) 必需氨基酸

蛋白质是由若干个氨基酸以肽键的形式连接而成的,构成人体蛋白质的氨基酸有 20 种。在这 20 种氨基酸中,有 8 种氨基酸人体不能合成或合成的速度比较慢,不能满足机体的需要,必须从食物中直接获得,称为必需氨基酸。它们分别为:异亮氨酸、亮氨酸、赖氨酸、蛋氨酸、苯丙氨酸、苏氨酸、色氨酸和缬氨酸。婴儿比成人多一种氨基酸,即组氨酸。其余则为非必需氨基酸,可在人体由其他氨基酸转变。在人体合成蛋白质时,非必需氨基酸与必需氨基酸同等重要。此外,半胱氨酸和酪氨酸在体内分别由蛋氨酸和苯丙氨酸转变而成,如果膳食中能提供这两种氨基酸,则人体对其需要可分别减少 30% 和 50%。因此,这两种氨基酸称为条件必需氨基酸。

(三) 氨基酸模式

氨基酸模式,是指某种蛋白质中各种必需氨基酸构成的比例(包括种类和含量)。食物中蛋白质的氨基酸模式与人体中蛋白质的氨基酸模式越接近,必需氨基酸被机体利用的程度越高,食物的蛋白质营养价值也相对越高。蛋类、奶类、肉类、鱼类等动物性蛋白质及大豆蛋白质,因所含的必需氨基酸模式从组成和比例都比较符合人体需要,故将其统称为优质蛋白质。其中鸡蛋蛋白质与人体蛋白质氨基酸模式最接近,常用它作为参考蛋白质。

(四) 蛋白质的分类

营养学上根据食物蛋白质所含氨基酸的种类和数量将食物蛋白质分为以下三类。

1. 完全蛋白质

这是一类优质蛋白质。它们所含的必需氨基酸种类齐全,数量充足,彼此比例适当。这一类蛋白质不但可以维持人体健康,还可以促进生长发育。奶、蛋、鱼、肉中的蛋白质都属于完全蛋白质。

2. 半完全蛋白质

这类蛋白质所含氨基酸虽然种类齐全,但其中某些氨基酸的数量不能满足人体的需要。它们可以维持生命,但不能促进生长发育。例如,小麦中的麦胶蛋白便是半完全蛋白质,含赖氨酸很少。食物中所含与人体所需相比有差距的某一种或某几种氨基酸叫作限制氨基酸。谷类蛋白质中赖氨酸含量多半较少,所以,它们的限制氨基酸是赖氨酸。

3. 不完全蛋白质

这类蛋白质不能提供人体所需的全部必需氨基酸,单纯靠它们既不能促进生长发育,也不能维持生命。例如,肉皮中的胶原蛋白便是不完全蛋白质。

(五)蛋白质的互补作用

在各类膳食蛋白质中,按照人体需要及相对比值,其中相对不足的必需氨基酸称为限制氨基酸。将两种或两种以上的食物蛋白质混合食用,其中所含的氨基酸可以取长补短,相互补充,从而提高蛋白质的营养价值,这种作用称为蛋白质的互补作用。谷类缺少赖氨酸,豆类缺少蛋氨酸,谷豆混合食用可互补。荤素搭配,粮豆肉同食,粗细粮搭配都可以提高食物蛋白质的利用率。因此,为了充分发挥蛋白质的互补作用,食物的种类应多样化,避免偏食。食物混合食用使蛋白质互补作用得以发挥的搭配原则如下:

(1)食物的生物学属性越远越好;

(2)搭配的食物种类越多越好;

(3)各种食物要同时食用。

(六)食物的蛋白质营养学评价

食物中蛋白质的营养价值取决于蛋白质含量、消化率、利用率和氨基酸评分。

1. 蛋白质含量

蛋白质含量是食物中蛋白质营养价值的基础,食物中蛋白质含量的测定用微量凯氏定氮法。计算方法为:食物中的蛋白质含量＝食物被测定的含氮量×6.25。常见食物中的蛋白质含量:小麦粉(标准粉)11.2%,粳米(标一)7.7%,牛奶3%,鸡蛋13.3%,牛肉(肥瘦)19.9%,草鱼16.6%。蔬菜、水果蛋白质含量较低。

2. 蛋白质消化率

蛋白质消化率是反映蛋白质被机体消化酶分解程度的指标。蛋白质消化率越高,被机体吸收利用的可能性越大,营养价值越高。蛋白质消化率:蛋类98%,奶类97%～98%,肉类92%～94%,大米82%。食物蛋白质消化率的高低受同时存在的膳食纤维等因素影响,如将存在的纤维质去掉或加工使之软化,可以提高植物蛋白质的消化率。例如大豆整粒食用,其消化率仅为60%,加工成豆腐后,消化率可提高到90%以上。

3. 蛋白质利用率

生物学价值或生物价是反映食物蛋白质消化吸收后被机体利用程度的一项指标。蛋白质生物价:鸡蛋94%,鱼83%,牛肉76%,大豆64%,玉米60%。生物价越高,蛋白质营养价值越高。蛋白质中必需氨基酸的种类及相互比值决定蛋白质生物价的高低,其种类齐全,彼此相互适应,则蛋白质在体内的利用程度越高,通过食物搭配,可充分发挥蛋白质的互补作用,提高生物价。

4. 氨基酸评分法

该方法是目前广为应用的一种食物蛋白质营养价值评价方法。首先将被测食物蛋白质中的必需氨基酸与参考蛋白质中的必需氨基酸进行比较,比值低者为限制氨基酸,比值最低者为第一限制氨基酸。由于限制氨基酸的存在,食物蛋白质的利用受到限制,被测食物的第一限制氨基酸与参考蛋白质中同种氨基酸的比值即为该种蛋白质的氨基酸评分。

(七) 蛋白质的来源

蛋白质广泛存在于动植物性食物中。动物性蛋白质来源于鱼、肉、蛋、乳等食物,其中蛋白质含量:肉类 10%～20%,蛋类 12%～14%,奶类 1.5%～4%。植物性蛋白质主要来源于谷类和豆类等植物,其中蛋白质含量:粮谷类 6%～10%,大豆 36%～40%。其他如硬果类、花生、核桃、葵花籽、莲子,含蛋白质 15%～25%。我国以谷类为主食,由于数量大,目前我国人民膳食中来自谷类的蛋白质仍占相当的比例,为改善膳食,膳食中优质蛋白质应占膳食蛋白质总量的 30%～50%。

(八) 参考摄入量

中国营养学会建议蛋白质推荐摄入量为:成年男女轻体力活动分别为 75 g/d 和 65 g/d,中等体力活动分别为 80 g/d 和 70 g/d,重体力活动分别为 90 g/d 和 80 g/d。蛋白质供给能量占总能量的百分比:成人为 10%～12%,儿童、青少年为 12%～14%。

四、脂类

脂类是一大类具有重要生物学作用的化合物,溶于有机溶剂而不溶于水。脂类是人体需要的重要营养素之一,是脂肪和类脂的总称。脂肪即中性脂肪由一分子甘油和三分子脂肪酸构成,故脂肪又称为三酰甘油。类脂包括磷脂、糖脂、固醇类、脂蛋白等。正常人体内脂类含量占体重的 14%～19%,肥胖者约为 32%,重度肥胖者可高达 60% 左右。

(一) 生理功能

脂类的主要功能如下:

(1) 提供能量,每克脂肪在体内氧化可产生 9 kcal 的能量,是产热最高的营养素;

(2) 构成人体组织;

(3) 增加饱腹感,改善食物感官性状;

(4) 维持体温和保护内脏器官;

(5) 促进脂溶性维生素 A、维生素 D、维生素 E、维生素 K 的吸收,有些食物脂肪如鱼肝油、奶油含有丰富的维生素 A 和维生素 D;

(6) 提供必需脂肪酸。

（二）脂肪酸的分类

脂肪酸是构成三酰甘油的基本单位,其种类有很多。

1. 按脂肪酸饱和程度分类

脂肪酸按饱和程度分为饱和脂肪酸和不饱和脂肪酸。饱和脂肪酸可显著升高血清总胆固醇和低密度脂蛋白胆固醇的水平。不饱和脂肪酸又分为单不饱和脂肪酸和多不饱和脂肪酸。单不饱和脂肪酸可降低胆固醇、三酰甘油、低密度脂蛋白胆固醇水平和升高高密度脂蛋白胆固醇水平;多不饱和脂肪酸可降低血清总胆固醇和低密度脂蛋白胆固醇水平,但不升高高密度脂蛋白胆固醇水平,过多摄入会产生脂质过氧化反应,促进化学致癌,n-3 系列有抑制免疫功能的作用。几种常用油脂的脂肪酸组成如表1-2所示。

表 1-2　几种常用油脂的脂肪酸组成/（%）

油　　脂	饱和脂肪酸	单不饱和脂肪酸	多不饱和脂肪酸
大豆油	14	25	61
花生油	14	50	36
玉米油	15	24	61
低芥酸菜籽油	6	62	32
葵花籽油	12	19	69
棉籽油	28	18	54
芝麻油	15	41	44
棕榈油	51	39	10
猪脂	38	48	14
牛脂	51	42	7
羊脂	54	36	10
鸡脂	31	48	21
深海鱼油	28	23	49

2. 按照脂肪酸空间结构分类

脂肪酸按空间结构分为顺式脂肪酸和反式脂肪酸。反式脂肪酸可使血清总胆固醇、低密度脂蛋白胆固醇和极低密度脂蛋白胆固醇水平升高,而使高密度脂蛋白胆固醇水平降低,因此,其具有增加心血管疾病的危险。

知识链接

鱼油中的 EPA 和 DHA

EPA 和 DHA 都是多不饱和脂肪酸。近年来它们之所以引起人们的重视,是因为发现居住在北极圈内的爱斯基摩人的膳食虽然以鱼、肉为主,脂肪、能量和胆固醇摄入量都很高，但冠心病、糖尿病的发生率和死亡率都远低于其他地区的人群。经研究发现，鱼油中富含 EPA 和 DHA，它们有降低胆固醇、增加高密度脂蛋白的作用，而高密度脂蛋白是一种能移去血管壁上积存的胆固醇，疏通血管的物质。它们还有抑制血小板聚集、降低血黏度和扩张血管等作用。动物实验还发现 DHA 可促进脑的发育，据此推测对儿童的生长发育很可能也有好处。有些植物油中含量丰富的亚麻酸在体内可以转变成 EPA 和 DHA，与深海鱼油所含的 EPA 和 DHA 有同样的生物效用。

（三）脂肪营养价值的评定

营养学上根据以下三项指标评价一种脂肪的营养价值：

1. 消化率

一种脂肪的消化率与它的熔点有关，含不饱和脂肪酸越多，熔点越低，越容易消化。因此，植物油的消化率一般可达到 100%。动物脂肪，如牛油、羊油，含饱和脂肪酸多，熔点都在 40 ℃以上，消化率较低，为 80%～90%。

2. 必需脂肪酸含量

植物油中亚油酸和亚麻酸含量比较高，其营养价值比动物脂肪高。

3. 脂溶性维生素含量

动物的贮存脂肪几乎不含维生素，但肝脏富含维生素 A 和维生素 D，奶和蛋类的脂肪也富含维生素 A 和维生素 D。植物油富含维生素 E。这些脂溶性维生素是维持人体健康所必需的。

（四）脂肪的供给量和来源

1. 脂肪的供给量

脂肪无供给量标准。不同地区由于经济发展水平和饮食习惯的差异，脂肪的实际摄入量有很大差异。中国营养学会建议膳食脂肪供给量不宜超过总能量的 30%，其中饱和、单不饱和、多不饱和脂肪酸的比例应为 1：1：1。亚油酸提供的能量达到总能量的 1%～2% 即可满足人体对必需脂肪酸的需要。

2. 脂肪的来源

脂肪的主要来源是烹调用油脂和食物本身所含的油脂。表 1-3 所示是几种食物中的脂肪含量。从表内的数字可见，果仁脂肪含量最高，各种肉类居中，米、面、蔬菜、水果的含量很少。

表 1-3　几种常见食物的脂肪含量(g/100 g)

食 物 名 称	脂肪含量	食 物 名 称	脂肪含量
猪肉（肥）	90.4	芝麻	39.6
猪肉（肥瘦）	37.4	葵花籽仁	53.4
牛肉（肥瘦）	13.4	松子仁	70.6
羊肉（肥瘦）	14.1	大枣（干）	0.4

续表

食物名称	脂肪含量	食物名称	脂肪含量
鸡肉	9.4	栗子（干）	1.7
牛奶粉（全脂）	21.2	南瓜子（炒）	46.1
鸡蛋	10.0	西瓜子（炒）	44.8
大豆（黄豆）	16.0	水果	0.1～0.5
花生仁	44.3	蔬菜	0.1～0.5
核桃仁	58.8	米、面	0.8～1.5

五、碳水化合物

碳水化合物是由碳、氢、氧三种元素组成的一类化合物,其中氢和氧的比例与水分子中氢和氧的比例相同,因而被称为碳水化合物,又称为糖类。

（一）碳水化合物的分类

根据分子结构的繁简,碳水化合物分为单糖、双糖和多糖三大类。

单糖是最简单的碳水化合物,是构成食物中各种碳水化合物的最基本单位。单糖易溶于水,可直接被人体吸收利用。最常见的单糖有葡萄糖、果糖和半乳糖。葡萄糖主要存在于植物性食物中,人血液中的糖是葡萄糖。果糖存在于水果中,蜂蜜中含量最高。大部分果糖经肝脏转变为葡萄糖被机体吸收。果糖是甜度最高的一种糖,它的甜度是蔗糖的1.75倍。半乳糖是乳糖的重要组成部分,经肝脏转变为葡萄糖被机体吸收。

双糖是由两分子单糖脱去一分子水缩合而成的糖,易溶于水。它需要分解成单糖才能被机体吸收。最常见的双糖是蔗糖、麦芽糖和乳糖。蔗糖是一分子葡萄糖和一分子果糖缩合而成的,是我们日常生活中最常食用的糖。白糖、红糖都是蔗糖。麦芽糖是两分子葡萄糖缩合而成的,谷类种子发芽时含量较高,麦芽中的含量尤其高。乳糖是由一分子葡萄糖和一分子半乳糖缩合而成的,存在于人和动物的乳汁中,其甜度只有蔗糖的六分之一。乳糖不易溶于水,因而在肠道中吸收较慢,有助于乳酸菌的生长繁殖,对预防婴幼儿肠道疾病有益。没有被充分分解的乳糖大量进入大肠后被细菌分解,产酸产气,引起胃肠不适、胀气、痉挛和腹泻等,这种情况营养学称为乳糖不耐受。

寡糖是由3～10个单糖构成的,主要有棉籽糖和水苏糖。这两种糖不能被肠道消化酶分解而消化吸收,但在大肠中可被肠道细菌代谢,产生气体和其他产物,引起肠腔胀气,故也称其为"胀气因子"。通过适当加工可减小其不良影响。有一些不被人体利用的寡糖可被肠道有益细菌(如双歧杆菌)利用,促进这类菌群的增加,对机体可起到保健作用。

多糖是由许多单糖分子结合而成的高分子化合物,无甜味,不溶于水。多糖主要包括淀粉、糊精、糖原和膳食纤维。淀粉是谷类、薯类、豆类食物的主要成分。淀粉在消化酶的作用下可分解成糊精,再进一步消化成葡萄糖被吸收。糖原也叫动物淀粉,是动物体内贮存葡萄糖的一种形式,主要存在于肝脏和肌肉内。当体内血糖水平下降时,糖原即可重新分解成葡萄糖满足人体对能量的需要。膳食纤维虽不能被人体消化用来提供能量,但仍有其特殊的生理功能。

知识链接

功能性低聚糖

目前研究较多的功能性低聚糖有低聚果糖、大豆低聚糖、低聚半乳糖、低聚异麦芽糖、低聚木糖、低聚乳果糖等。人类肠道内缺乏水解这些低聚糖的酶系统,因此它们不容易被消化吸收,但在大肠内可为双歧杆菌所利用。

不同类型的低聚糖在自然界存在的形式各异,可以用酶解或提取法从天然原料中得到。如低聚异麦芽糖,极少以游离状态存在,目前的制备方法主要是以淀粉为原料用酶制取。低聚果糖普遍存在于高等植物中,尤其在莴笋、洋葱、香蕉等食物中含量较多。大豆低聚糖是以生产大豆蛋白时排放的大豆乳清为原料,经提取得到。甲壳低聚糖是甲壳素和壳聚糖经水解生成的一类低聚糖。

低聚糖的主要生物学作用有下述几个方面。

(1)低聚糖是体内有益肠道细菌——双歧杆菌的增殖因子,可改善肠道微生态环境,加强胃肠道的消化吸收能力,有效排出体内毒素,增强机体的抗病能力。

(2)低聚糖甜度比蔗糖低,口感柔和,不能被口腔病原菌分解而生成导致龋齿的酸性物质,因此对预防龋齿有积极的作用。

(3)低聚糖可通过增加免疫作用抑制肿瘤的生长,此外,某些低聚糖对大肠埃希菌有较强的抑制作用,可阻碍病原菌的生长繁殖。

(4)作为一种新型的甜味剂,低聚糖也是一种低能量糖。大豆低聚糖的热值仅为蔗糖的50%,可添加在糖尿病患者的专用食品中。

(二)碳水化合物的生理功能

1. 供给能量

碳水化合物是供给人体能量的最主要、最经济的来源。它在体内可迅速氧化、及时提供能量。1 g碳水化合物可产生16.7 kJ(4 kcal)能量。脑组织、心肌和骨骼肌的活动需要靠碳水化合物提供能量。

2. 构成一些重要的生理物质

碳水化合物是细胞膜的糖蛋白、神经组织的糖脂以及传递遗传信息的脱氧核糖核酸(DNA)的重要组成成分。

3. 节约蛋白质

碳水化合物的摄入充足时,蛋白质可执行其特有的生理功能而免除被作为能量消耗。由于脂肪不能转变为葡萄糖,当碳水化合物缺乏时,就要动用体内蛋白质,甚至是组织器官中(如肌肉、肝、肾、心脏)的蛋白质,久而久之就会对人体造成伤害。节食减肥的危害性也与此有关。所以,碳水化合物充足,人体首先使用碳水化合物作为能量来源,从而避免将宝贵的蛋白质用来提供能量。

4. 抗生酮作用

脂肪代谢过程中必须有碳水化合物存在才能完全氧化而不产生酮体。酮体是酸性物质，血液中酮体浓度过高会发生酸中毒(如酮血症)。体内充足的碳水化合物就有抗生酮作用。人体每天至少需要 50~100 g 碳水化合物才能防止酮血症的产生。

5. 糖原有保肝解毒作用

肝内糖原储备充足时,肝细胞对某些有毒的化学物质和各种致病微生物产生的毒素有较强的解毒能力。碳水化合物经糖醛酸途径代谢生成的葡萄糖醛酸,是体内的一种重要的结合解毒剂,在肝脏中能与有害物质如细菌霉素、酒精、砷等结合,以消除或减轻这些物质的毒性或生物活性,从而起到解毒作用。

(三)碳水化合物的供给量和食物来源

1. 碳水化合物的供给量

已证明膳食中碳水化合物提供的能量占总能量大于 80％或小于 40％均不利于健康。膳食中由碳水化合物供给的能量以占摄入总能量的 55％~65％为宜。精制糖不能超过总能量的 10％。

2. 碳水化合物的来源

碳水化合物来源甚广,我国居民膳食中的碳水化合物主要来自于谷类(如小麦、稻米、玉米、小米、高粱米),含量为 70％~75％;豆类(如绿豆、赤豆、豌豆、蚕豆),含量为 50％~60％;薯类(如马铃薯、甜薯、芋头),含量为 20％~25％。这些食物主要含有淀粉,甘蔗和甜菜是蔗糖的主要来源,蔬菜和水果除含少量可利用的单糖、双糖外,还含有纤维素和果胶类。食糖(白糖、红糖)几乎 100％是碳水化合物。

六、维生素

维生素是维持机体正常生理功能及细胞内特异代谢反应所必需的一类微量分子有机化合物,在体内含量极微,但在机体代谢、生长发育的过程中起着重要作用。它们的化学结构与性质虽然各异,但有共同特点:①均以维生素本身或机体能利用的前体化合物的形式存在于天然食物中;②非机体结构成分,不能提供能量,但担负着特殊的代谢功能;③一般不能在体内合成(维生素 D 例外)或合成量很少,必须由食物提供;④人体只需要少量即可满足,但绝不能缺少,否则缺乏到一定程度,可引起维生素缺乏症。

根据其溶解性,可将维生素分为两大类:脂溶性维生素,包括维生素 A、维生素 D、维生素 E 和维生素 K;水溶性维生素,包括 B 族维生素(维生素 B_1、维生素 B_2、维生素 PP、维生素 B_6、叶酸、维生素 B_{12}、泛酸、生物素)和维生素 C。水溶性维生素缺乏时出现症状较快,而脂溶性维生素缺乏时出现症状较慢。

维生素种类很多,目前发现的有 30 余种,维生素缺乏的常见原因有:①膳食中维生素含量不足;②体内吸收障碍,如胃肠疾病,使维生素的吸收利用率降低,而膳食中脂肪过少、纤维素过多,也减少了维生素的吸收;③需要量增加,如婴幼儿、乳母、孕妇、疾病恢复期患者对维生素的需要量增高,而未能及时补充,易出现维生素缺乏症。

目前维生素的亚临床缺乏(也称为维生素边缘缺乏)是营养缺乏症的一个主要问题。亚临床缺乏者体内维生素营养水平处于低下状态,降低了机体对疾病的抵抗力而出现一些症状。由于这些症状不明显,故应引起高度重视。

(一) 维生素 A(视黄醇)

维生素 A 对热、酸和碱较稳定,一般的加工烹调和罐头加工不致引起破坏,但易被氧化,紫外线可促进氧化破坏。

1. 维生素 A 的主要功能

(1) 维持正常视觉　维生素 A 在体内参与眼球视网膜内视紫红质的合成与再生,维持正常视力。

(2) 维护上皮细胞正常生长与分化　维生素 A 可影响黏膜细胞中糖蛋白的生物合成,从而影响黏膜的正常结构。

(3) 促进生长发育　维生素 A 可促进动物生长及骨骼发育,其机制可能是促进蛋白质生物合成及骨细胞的分化。

(4) 防癌　近年来研究证明,维生素 A 及其衍生物有防癌作用,维生素 A 与胡萝卜素摄入量高者患肺癌等上皮癌症的危险性减少。

2. 维生素 A 的缺乏与过量

维生素 A 缺乏时暗适应能力下降,严重的可导致夜盲症;可引起上皮组织的改变,如皮肤表现干燥,毛囊角化,呼吸、消化、泌尿、生殖系统上皮细胞角化变性,局部抵抗力降低,引起感染;还可引起睫毛结膜干燥角化,形成眼干燥症,进一步可致角膜软化,溃疡穿孔而致失明。儿童缺乏维生素 A 可使生长停止,发育迟缓,骨骼发育不良;孕早期缺乏,可引起早产,分娩低体重儿等。

饮食中维生素 A 摄入过量,可致急、慢性中毒:一次或多次摄入的剂量为 RNI 的 100 倍,即可引起急性中毒;成年人使用剂量为其 RNI 的 10 倍以上,即可出现头痛、脱发、皮肤瘙痒、毛发稀少、肝大等慢性中毒症状。大多数中毒是由于服维生素 A 制剂(如鱼肝油)引起的,普通食物一般不会引起中毒。大量摄入类胡萝卜素,可发生高胡萝卜素血症,出现类似黄色的皮肤,但停止摄入后症状可消失,未发现其毒性。

3. 食物来源与参考摄入量

1) 食物来源

维生素 A 最丰富的食物来源是各种动物的肝脏、鱼肝油、鱼卵、全奶、奶油、禽蛋等。维生素 A 原的良好来源是深色蔬菜和水果,如菠菜、冬寒菜、空心菜、莴笋叶、芹菜叶、胡萝卜、豌豆苗、红心红薯、辣椒及杞果、杏、柿子等。

2) 参考摄入量

中国营养学会建议适宜摄入量(AI):成年男性 $800\ \mu g$ RE/d,成年女性 $700\ \mu g$ RE/d。由于胡萝卜素在体内利用率不是很稳定,故建议儿童及成人供给量中至少应有 1/3 来自动物性食物。

(二) 维生素 D

维生素 D 属于固醇类,主要包括维生素 D_2 维生素 D_3,在人和动物皮下组织中的 7-脱氢胆固醇经紫外线照射形成维生素 D_3,存在于藻类植物及酵母中的麦角固醇经紫外线照射形成维生素 D_2。

1. 理化性质

维生素 D 的化学性质比较稳定,在中性和碱性环境中耐热,不易被氧化破坏,如在 130 ℃下加热 90 分钟,仍能保持其活性,但在酸性环境中则逐渐分解。当脂肪酸败时,可使其中的维生素 D 破坏。

2. 生理功能

维生素 D 的主要功能是调节体内钙磷代谢,促进钙的吸收和利用,以构成健全的骨骼和牙齿。也可促进小肠钙的吸收,将钙主动转运透过黏膜细胞进入血液循环。目前已经确认存在维生素 D 内分泌系统,其主要调节因子是甲状旁腺激素及血清钙和磷浓度。当血钙过高时,甲状旁腺激素下降,降钙素分泌增加,尿中钙和磷排出增加。

3. 缺乏与过量

维生素 D 缺乏或不足,钙磷代谢紊乱,血中钙、磷水平降低,致使骨组织钙化发生障碍。在婴幼儿时期出现佝偻病,成年人发生骨软化症,多见于孕妇、乳母和老年人。过量摄入维生素 D 也可引起维生素 D 过多症,多见于长期大量给儿童服用浓缩的维生素 D,可出现食欲缺乏、体重减轻、恶心呕吐、腹泻头痛等。

4. 食物来源和供给量

维生素 D 主要存在于动物性食物中,包括海水鱼(如沙丁鱼)、动物肝脏、蛋黄及鱼肝油制剂。奶类含量不高,故 6 个月以下以奶为主食的婴儿要适量补充,但不可过量。肉类食品及植物性食物含量很少。成年人若能经常接受日照,一般膳食条件下无须补充。对婴儿及儿童来说,经常晒太阳是机体获取维生素 D 的重要途径。

中国营养学会建议适宜摄入量(AI)为成年人每天 5 μg,儿童、孕妇、乳母及老年人每天 10 μg。

(三) 维生素 E(生育酚)

维生素 E 为黄色油状液体,溶于脂肪,对热、酸稳定,遇碱易被氧化,在酸败的油脂中维生素 E 多被破坏,一般的食物烹调方法对其影响不大,但油炸使维生素 E 的活性明显降低。

1. 主要生理功能

(1)抗氧化作用。维生素 E 是高效抗氧化剂,在体内保护细胞免受自由基损害,可以维持细胞膜的完整和正常功能。

(2)防止心血管疾病。维生素 E 能促进毛细血管增生,改善微循环,有利于防治动脉粥样硬化及其他心血管疾病。

(3)延缓衰老。维生素 E 可以改善皮肤弹性,减少脂褐质形成,使性腺萎缩减轻,提高免疫能力。

(4)与生育有关。维生素 E 与动物精子生成和繁殖能力有关,缺乏时可出现睾丸萎缩及上皮变性、孕育异常,但对人类未见引起不育症。临床上常用维生素 E 治疗先兆流产和习惯性流产。

2. 缺乏与过量

维生素 E 长期缺乏,可使红细胞膜受损,红细胞寿命缩短,引起溶血性贫血。流行病学研究表明,维生素 E 缺乏可增加心肌梗死、中风、癌症的危险性。与其他维生素相比,维生素 E 的毒性相对较小。在动物实验中,大剂量摄入维生素 E 可抑制生长,损害凝血和甲状腺功能及增加肝脏脂肪蓄积。有研究表明,长期每天摄入 600 mg 以上的维生素 E,有可能出现中毒的症状,如视觉模糊、头痛和极度疲乏。目前有不少中老年人自行补充维生素 E,但每天的摄入量以不超过 400 mg 为宜。

3. 食物来源和供给量

维生素 E 在自然界分布甚广,通常人类不会缺乏。富含维生素 E 的食物有植物油、麦胚、坚果、种子类、豆类及谷类;蛋类、绿叶蔬菜中含有一定量;肉类、鱼类、水果及蔬菜含量很少。

中国营养学会建议维生素 E 的适宜摄入量为成年人、孕妇、乳母及老年人每天 14 mg。

(四)叶酸

叶酸(folic acid)最初从菠菜中分离出来而得名,为鲜黄色粉末状结晶,微溶于水,不溶于有机溶剂。

1. 生理功能

叶酸作为辅酶成分,对蛋白质、核酸的合成和各种氨基酸的代谢有重要作用。近年来研究发现,叶酸可以调节致病过程,降低癌症的危险性。

2. 缺乏症

饮食摄入不足、酗酒、服用抗惊厥和避孕药物等,妨碍叶酸的吸收和利用,而导致其缺乏。叶酸缺乏时,临床表现为巨幼红细胞性贫血或高同型半胱氨酸血症。孕妇摄入叶酸不足时,胎儿易发生先天性神经管畸形。

3. 食物来源

叶酸广泛存在于动物性食物中,其良好来源为动物的肝、肾及鸡蛋、豆类、酵母、绿叶蔬菜、水果、坚果等食物。叶酸摄入量通常以膳食叶酸当量表示。

4. 适宜摄入量

中国营养学会制订的推荐摄入量为成年人每天 400 μg,孕妇每天 600 μg,乳母每天 500 μg。

由于神经管畸形在我国的发生率较高,在人群中开展的大规模干预评价研究证实,小剂量口服叶酸制剂是预防神经管畸形最安全有效的途径。因此,对于新婚和准备生育的妇女及孕妇,除正常饮食补充叶酸外,还可口服叶酸制剂进行预防。

(五)维生素 C(抗坏血酸)

维生素 C 在酸性溶液中较为稳定,遇碱、光、热易分解破坏。在有二价铜离子和三价铁离子存在以及植物性维生素 C 氧化酶、过氧化酶的作用下,易被氧化破坏。

1. 主要生理功能

(1)构成体内氧化还原体,参与氧化还原过程;

(2)促进组织中胶原的形成,维持结缔组织及细胞间质结构的完整性,促进伤口愈合,防止微血管脆弱引起的出血；

（3）参与胆固醇代谢，降低血浆胆固醇水平；

（4）可将铁传递蛋白中的三价铁还原为二价铁，与铁蛋白结合组成血红蛋白，因而对贫血有一定的治疗作用；

（5）具有广泛的解毒作用。

2. 缺乏与过量

膳食中长期缺乏维生素 C 可致维生素 C 缺乏症。早期症状（潜伏的坏血症）表现为倦怠、疲乏、急躁、呼吸急促、牙龈疼痛出血、伤口愈合不良、关节肌肉短暂性疼痛等。典型症状表现为牙龈肿胀出血、牙床溃烂、牙齿松动、毛细血管脆性增强。严重者可导致皮下、肌肉和关节出血及血肿形成，出现贫血、肌肉纤维衰退、心脏衰竭，严重内出血有猝死的危险。

3. 食物来源

维生素 C 主要存在于蔬菜和水果中，植物种子（粮谷、豆类）不含维生素 C，动物性食物除肝、肾、血液外含量甚微。青枣、山楂、草莓、柑橘、葡萄、苦瓜、菠菜、猕猴桃中维生素 C 含量丰富。

4. 适宜摄入量

中国营养学会推荐适宜摄入量：婴幼儿 40～50 mg/d，儿童 60～900 mg/d，青少年、成人 1000 mg/d，孕妇 100～1300 mg/d，乳母 1300 mg/d。

七、矿物质

矿物质又称为无机盐，也是构成人体组织和维持正常生理活动的重要物质。人体组织几乎含有自然界存在的所有元素，其中碳、氢、氧、氮四种元素主要组成蛋白质、脂肪和碳水化合物等有机物，其余各种元素大部以无机化合物的形式在体内起作用，统称为矿物质或无机盐。也有一些元素是体内有机化合物（如酶、激素、血红蛋白）的组成成分。这些矿物质根据它们在人体内含量的多寡分为常量元素（又称为宏量元素）和微量元素。体内含量大于体重的 0.01% 的称为常量元素，它们包括钙、磷、钾、钠、镁、氯、硫等 7 种，它们都是人体必需的元素。含量小于体重的 0.01% 的称为微量元素，种类很多，目前人们认为必需的微量元素有 14 种，它们是锌、铜、铁、铬、钴、锰、钼、锡、钒、碘、硒、氟、镍、硅。微量元素在体内含量虽少，却有很重要的生理功能。

矿物质与其他营养素一样，并不是"多多益善"，每种矿物质发挥其生理功能都有它在体内一定的适宜范围，小于这一范围可能出现缺乏症状，大于这一范围则可能引起中毒。因此，一定要很好地掌握它们的摄入量。

矿物质的特点如下：

（1）在体内不能合成，必须从食物和饮用水中获取。

（2）在体内分布不均匀。

（3）相互之间存在协同和拮抗。

（4）某些微量元素在体内虽需要量很少，但其生理剂量与中毒剂量范围较窄，摄入过多会导致中毒。

矿物质的生理功能如下：

（1）矿物质是构成人体骨骼、牙齿等硬组织的主要材料。

（2）矿物质以离子形式溶解在体液中，维持人体水分的正常分布、体液的酸碱平衡和神经肌肉的正常兴奋性。

（3）矿物质是一些酶的组成成分和激活剂。

由于新陈代谢，每天都有一定量的矿物质经粪、尿、皮肤、头发、指甲等途径排出，必须从食物和饮用水中得到补充。在我国人民膳食中容易缺乏的矿物质有钙、铁、碘等元素。在一些地质条件特殊的地区存在因摄入氟或硒过多而发生的氟中毒或硒中毒问题。

（一）钙

钙是人体必需的常量元素，也是人体含量最多的无机盐。钙不仅是机体不可或缺的组成部分，而且在机体各种生理学和生物化学过程中起重要作用。新生儿体内含钙 25～30 g，成人体内含钙 850～1200 g，相当于体重的 1.5%～2.0%。

1. 钙的生理功能

1）构成骨骼和牙齿

钙是牙齿和骨骼的主要成分，二者合计约占体内总钙量的 99%。其余的以游离或结合的形式存在于体液和软组织中，这部分钙称为混溶钙池。骨钙与混溶钙池间呈动态平衡，使骨骼不断更新。在人的一生中骨骼的形状和质量都在不断变化，20 岁前骨骼的含钙量逐年增加，35 岁时达到高峰，40～50 岁以后逐渐下降。这种随年龄而出现的变化女性早于男性，并且女性可能更早出现骨质疏松现象。

2）维持神经与肌肉的兴奋性

钙与镁、钾、钠等离子在血液中的浓度保持一定比例才能维持神经、肌肉的正常兴奋性。

3）参与酶反应

钙离子是血液保持一定凝固性的必要因子之一，也是体内许多重要酶的激活剂，能激活某些酶的活性，如三磷腺苷酶、脂肪酶和某些蛋白质分解酶等，对参与细胞代谢的大分子合成、转运的酶有调节作用。

4）参与凝血过程

目前已知有 4 种依赖维生素 K 的钙结合蛋白参与血液凝固过程，即在钙离子存在下使可溶性纤维蛋白原转变成纤维蛋白，形成凝血。

此外，钙还参与细胞间质形成、激素分泌及维持体内酸碱平衡等。

2. 钙的吸收和利用

钙在肠道内吸收很不完全，食物中的钙有 70%～80% 随粪便排出。这主要是由于膳食中的植酸和草酸与钙结合成为不溶解、难吸收的钙盐。谷类食物含植酸较高，有些蔬菜，如菠菜、苋菜、竹笋等，含草酸较高。膳食中纤维素过高也会降低钙的吸收率。另一方面，膳食中的维生素 D，蔬菜、水果中的维生素 C，牛奶中的乳糖，以及膳食中钙、磷比例适宜（1:1）等因素均可促进钙的吸收。此外，体育锻炼也可促进钙的吸收和储备。当人体缺钙或钙需要量大时（如婴幼儿、孕妇、乳母），钙的吸收率也会相应增高。

3. 钙的缺乏与过量

钙缺乏时可使神经肌肉兴奋性增高，引起手足搐搦症。长期缺钙可影响儿童骨骼和牙齿的发育,骨钙化不良,骨骼变形,易患佝偻病(如肋骨串珠、鸡胸、O 型腿、X 型腿)和龋齿。成人则可发生骨软化症和骨质疏松症,尤其是女性 40 岁、男性 60 岁以后。随着年龄的增加,钙质丢失的现象普遍存在。

但摄入过量也会给机体造成不利影响,可增加肾结石的危险性。有资料表明,高钙与肾结石患病率增加有直接关系。高钙膳食还可抑制铁的吸收,降低锌的生物利用率等。目前随着我国钙保健品的开发,钙补充剂越来越多,钙过量摄入所带来的不利影响也逐渐增加,应该引起重视。

4. 钙的供给量

考虑到我国人民以植物性膳食为主,钙的吸收率比较低,中国营养学会推荐的钙供给量为成年人不分男女都是 800 mg,青少年、孕妇和乳母应适当增多,如表 1-4 所示。

表 1-4　钙的适宜摄入量(AI)

年龄/岁	适宜摄入量/mg	年龄/岁		适宜摄入量/mg
0～0.5	300	18～50		800
0.5～1	400	50 以上		1000
1～4	600	孕妇	早期	800
4～7	800		中期	1000
7～11	800		晚期	1200
11～14	1000	乳母		1200
14～18	1000			

5. 钙的食物来源

奶和奶制品中钙含量最为丰富且吸收率也高,小虾皮中含钙特高,芝麻酱、大豆及其制品也是钙的良好来源,深绿色蔬菜如小萝卜缨、芹菜叶、花椰菜等含钙量也较多。常见食物中的钙含量如表 1-5 所示。

表 1-5　常见食物中的钙含量(mg/100 g)

食　物	钙　含　量	食　物	钙　含　量
人奶	30	豆腐	164
牛奶	104	黑豆	224
蛋黄	112	青豆	200
大米	13	杏仁	71
小麦粉	31	花生仁	284
瘦猪牛羊肉	69	油菜	108
虾皮	991	苋菜	178
干海带	348	柠檬	101
紫菜	364	枣	80

（二）铁

成年人体内含有 4～5 g 铁，根据在体内的功能状态可分成功能性铁和储存铁两部分。功能性铁存在于血红蛋白、肌红蛋白和一些酶中，约占体内总铁量的 70％。其余 30％ 为储存铁，主要储存在肝、脾和骨髓中。

1. 铁的生理功能

铁是合成血红蛋白的主要原料之一。血红蛋白的主要功能是把新鲜氧气运送到各组织。铁缺乏时不能合成足够的血红蛋白，造成缺铁性贫血。铁还是体内参与氧化还原反应的一些酶和电子传递体的组成部分，如过氧化氢酶和细胞色素都含有铁。足够的铁对维持人体的免疫系统的正常功能是必需的，铁负荷过度和缺铁都可导致免疫反应的变化。

2. 铁的吸收和利用

食物中的铁有两种形式，一种是非血红素铁，另一种是血红素铁，两种形式的铁在小肠内的吸收率不同，影响它们吸收率的因素也不同。非血红素铁主要存在于植物性食物中。这种铁需要在胃酸的作用下还原成亚铁离子才能被吸收。食物中的植酸盐、草酸盐、磷酸盐、鞣酸和膳食纤维都会干扰其吸收，因此吸收率很低，一般只有 1％～5％ 被吸收。在膳食中促进铁吸收的因素包括蔬菜水果中的维生素 C、某些氨基酸以及鱼、肉类中的某些成分。由于目前还未具体找到这些成分，暂时称它为"肉类因子"。牛奶和蛋类食品中不存在"肉类因子"。血红素铁存在于动物的血液、肌肉和内脏中，其吸收率可达 20％ 以上，且不受膳食中其他成分的影响。铁的吸收除受其化学形式和膳食因素影响外，还与身体的铁营养状况有关。体内铁储备充足时吸收率低，体内铁缺乏或需要量增高时吸收率增高。这种现象在非血红素铁的吸收中表现得更为显著。

3. 铁的缺乏与过量

铁缺乏时可引起缺铁性贫血，尤其是婴幼儿、青少年、孕妇、乳母及老年人更易发生缺铁。缺铁还可导致工作效率降低、学习能力下降、表情冷漠呆板、易烦躁、抗感染能力下降等。动物和人体实验均证实缺铁会增加铅的吸收。流行病学研究表明，妊娠早期贫血与早产、低体重儿及胎儿死亡有关。

由于机体无主动排铁功能，而铁的储存部位主要是肝脏，故长期过量摄取可引起肝硬化，也可能积存于肺、胰及心脏造成损害。铁过量还可干扰人体对锌的吸收。

4. 铁的供给量

中国营养学会建议适宜摄入量（AI）：成年男子 12 mg，妇女 18 mg，孕妇和乳母 28 mg。4个月以上的婴儿因体内铁贮备已经耗尽，而母乳中铁含量较低，应及时补充含铁食物。

5. 铁的来源

动物内脏（特别是肝脏）、血液、鱼、肉类都是富含血红素铁的食品。深绿叶蔬菜所含铁虽不是血红素铁，但摄入量多，所以仍是我国人民膳食铁的重要来源。奶的含铁量较少，牛奶的含铁量更低，长期使用牛奶喂养的婴儿应及时补充含铁丰富的食物。海带、芝麻的铁含量较高，豆类及红薯、油菜、芹菜、藕粉含铁量也较为丰富。使用铁锅炒菜也是铁的一个很好来源。口服铁剂和输血可导致铁摄入过多。常见食物中的铁含量如表 1-6 所示。

表 1-6　常见食物中的铁含量(mg/100 g)

食　物	铁 含 量	食　物	铁 含 量	食　物	铁 含 量
大米	0.7	菠菜	2.9	瘦猪肉	3.0
标准粉	3.5	雪里蕻	3.2	猪肝	22.6
小米	5.1	芹菜(茎)	1.2	猪血	8.7
玉米面	3.2	油菜	1.2	瘦牛肉	2.8
大豆	8.2	葡萄干	9.1	鸡肉	1.4
绿豆	6.5	红枣(干)	2.3	鸡肝	12.0
红小豆	7.4	乌枣	3.7	鸡血	25.0
芝麻酱	58.0	黑木耳	97.4	鸡蛋	2.3
海带	4.7	海米	11.0	草鱼	0.8
鲤鱼	1.0	带鱼	1.2		

（三）锌

人体含锌 2～3 g,广泛分布于全身组织。已经发现有 50 多种酶含锌或与锌有关。人体 60％的锌存在于肌肉,30％的锌存在于骨骼,后者不易被动用。

1. 锌的主要生理功能

(1) 促进生长发育　锌参与核酸和蛋白质的合成,可促进细胞生长、分裂和分化,也是性器官发育不可缺少的微量元素。

(2) 促进食欲　锌通过参加构成含锌蛋白——唾液蛋白,对味觉及食欲起作用,所以锌能改善味觉、增进食欲。

(3) 增强对疾病的抵抗力　锌能直接影响胸腺细胞的增殖,使胸腺素分泌正常,维持正常的免疫功能。

(4) 保护正常视力　锌参与维生素 A 和视黄醇结合蛋白的合成,维持正常的暗适应能力,并有保护皮肤健康的作用。

2. 锌的吸收

锌在十二指肠被吸收,吸收率较低,只有 20％～30％。膳食中的草酸、植酸和过多的膳食纤维都会干扰锌的吸收。膳食中植酸、钙和锌结合成络合物而降低锌的吸收率。发酵可破坏谷类食物中的植酸,提高锌的吸收率。

3. 锌的缺乏与过量

缺锌对儿童、少年危害较大,表现为食欲不振、味觉减退、有异食癖、生长发育迟缓、皮炎、伤口不易愈合、暗适应能力下降、性器官发育不全,严重缺乏时可致侏儒症;孕妇缺锌易出现胎儿畸形、低体重儿。

锌摄入过量可引起中毒,典型表现为上腹部疼痛、腹泻及恶心呕吐等,并可引起酮的继发性缺乏、胃损伤及免疫功能抑制。

4. 锌的供给量与食物来源

锌的供给量成人为每天 15 mg,孕妇和乳母为每天 20 mg。动物性食物是锌的可靠来源。

海牡蛎含锌最丰富。以每 100 g 食物中的含锌量计,海牡蛎肉含锌超过 100 mg,畜、禽肉及肝脏、蛋类含锌 2～5 mg,鱼及一般海产品含锌 1.5 mg,奶和奶制品含锌 0.3～1.5 mg,谷类和豆类含锌 1.5～2.0 mg,蔬菜水果含锌少于 1 mg。牛奶的含锌量高于母乳,但吸收率只有 42%,而母乳吸收率可达 60%。乳母如不缺锌,则母乳喂养一般能满足婴儿的需要。

(四)碘

人体含碘 20～50 mg,其中 70%～80%存在于甲状腺内。碘是甲状腺素的重要成分。甲状腺素是一种重要的激素,在促进生长和调节新陈代谢方面有重要作用。成年人膳食和饮水中长时间缺少碘便会发生甲状腺肿大,病人的甲状腺细胞数目增多、体积增大,以力图代偿性地从血液中吸收较多的碘。甲状腺位于颈前部,因而此病俗称大脖子病。孕妇、乳母缺碘会导致胎儿和婴幼儿全身严重发育不良,身体矮小,智力低下,称为呆小病。膳食和饮水的含碘量与地质情况有关,所以甲状腺肿大和呆小病呈地区性分布,是一种地方病。世界不少地区存在碘缺乏问题,我国也不例外。我国已将消灭碘缺乏病列入国家计划,强制性推行碘化食盐。

中国营养学会建议的碘供给量为成人每日 150 μg,孕妇、乳母需适量增加。富含碘的食物主要是海产品,如海带、紫菜、海鱼、海虾等。

(五)硒

人们对硒的认识最早是从它的毒性开始的。早在 20 世纪 30 年代便发现在高硒地区放牧的牲畜出现腹泻、呼吸困难、虚脱、跛行甚至因呼吸衰竭而死亡,经研究证实是由于当地牧草中硒含量过高。1957 年,美国科学家发现硒可以预防动物肝坏死,并确认硒是动物必需的微量元素。20 世纪 70 年代,我国科学家发现克山病(一种地方性心肌病)与人群缺乏硒有关,补充硒可预防克山病,从而也证明硒是人体必需的微量元素。

1. 硒的主要生理功能

(1)硒是谷胱甘肽过氧化物酶的重要成分　硒是人体内谷胱甘肽过氧化物酶的重要组成成分。谷胱甘肽过氧化物酶是体内重要的抗氧化酶,有保护细胞膜避免氧化损伤、延缓衰老的作用。

(2)硒参与甲状腺素的代谢　近年来发现的Ⅰ、Ⅱ、Ⅲ型脱碘酶都是含硒酶,它们能将甲状腺素(T4)转变成活性更强的三碘甲状腺原氨酸(T3)。

(3)硒是重金属的解毒剂　硒能与铅、镉、汞等重金属结合,使这些有毒的重金属不被肠道吸收而排出体外。

(4)能维护心肌、血管的结构和功能　研究发现,血硒高的人心血管病发病率低。

2. 硒的缺乏与过量

硒缺乏可引起克山病,其主要表现为心脏扩大、心力衰竭、心律失常、心电图改变等。与缺硒有关的还有大骨节病,其主要病变是骨端软骨细胞变性坏死、肌肉萎缩、发育障碍等,多发生在青春期的青少年。

硒摄入过多可引起中毒,主要表现为恶心、呕吐、头发指甲变形、烦躁、周围神经炎等。

3. 硒的供给量和食物来源

中国营养学会建议硒的供给量是:7 岁以上人群每人每日 50 μg。肝、肾、肉类和海产品都是硒的良好食物来源。植物性食物的硒含量取决于当地水土中的硒含量,例如,我国高硒地区所产粮食的硒含量高达每公斤 4～8 mg,而低硒地区的粮食是每公斤 0.006 mg,二者相差1000倍。

其他无机盐功用简表如表 1-7 所示。

表 1-7　其他无机盐功用简表

名称	生 理 功 能	缺 乏 症 状	食 物 来 源	每天 DRIS
铜	含铜金属酶、铜蛋白成分;促进血红蛋白合成;维持神经纤维功能	贫血、生长发育迟缓、骨质疏松、白细胞减少	谷类、豆类、动物肝脏、水产品、坚果	成人 2 mg(AI)
镁	酶的激活剂;参与蛋白质合成;调节神经肌肉的兴奋性;是心血管保护因子	肌肉震颤、手足抽搐、心律失常、血压升高	粗粮、干豆、硬果、绿叶蔬菜、肉类、海产品	成人 350 mg(AI)
锰	酶激活剂;促进骨的钙化;促进生长发育与性成熟	人体未见缺锰报道	黑木耳、黄花菜、坚果、粮谷类、海参	成人 3.5 mg(AI)
铬	促进胰岛素的作用;影响糖、脂肪与蛋白质的代谢;构成葡萄糖耐量因子的成分	出现糖尿病体征、生长发育停滞及血脂增高	肉类、海产品、谷类、豆类、啤酒、酵母	成人 50 μg(AI)

八、膳食纤维

膳食纤维指的是人体不能消化的多糖类,包括纤维素、半纤维素、果胶、树胶等食物成分。过去曾认为它们是无营养价值的废料。近年来发现,很多慢性疾病(如便秘、高脂血症、冠心病、肥胖等)与膳食中膳食纤维的多寡有关。目前已知膳食纤维的主要生理功能包括:

(1)预防便秘。这是由于它们有很强的吸水性,可在肠道内吸收水分,增加粪便体积并使之变软利于排出。

(2)控制体重,防止肥胖。这是由于富含膳食纤维的食物体积较大,能量密度(单位重量所含能量)较低,有利于减少能量摄入量。

(3)降低血液中胆固醇浓度。膳食纤维可抑制胆固醇的吸收,加速其排出,从而降低其在血液中的浓度。

膳食纤维虽然有上述有益作用,但过多的膳食纤维会妨碍矿物质和维生素的吸收,这是它不利的一面。目前尚未能制定出膳食纤维的供给量标准,有学者曾建议以每人每日 30 g 作为供给量标准,但尚未得到公认。粗粮(如玉米、高粱、糙米、全麦粉)、干豆类及各种蔬菜水果都富含膳食纤维,我们在安排膳食时一定不要忽视它们。

九、水

水是人体最重要的营养素。人不吃食物仅喝水仍可存活数周;如果不喝水,数日便会死亡。水是人体数量最多的成分,占体重的 50%～60%。人体新陈代谢的一切生物化学反应都必须在水中进行。

水的生理作用概括起来有以下几方面:

(1)水是体内各种生理活动和生化反应必不可少的介质,没有水,一切代谢活动便无法进行,生命也就停止了。

(2)水是体内吸收、运输营养物质,排泄代谢废物的最重要的载体。这是由于水有很强的溶解能力,许多物质可以溶解在水中,通过循环系统转运。

(3)维持正常体温。水的汽化热很大,1 g 水汽化要吸收 580 cal 热。汗液的蒸发可散发大量热量,从而避免体温过高。

(4)润滑功能。泪液、唾液、关节液、胸腔腹腔的浆液能减少组织间经常发生的摩擦,起着润滑的作用。

许多因素(如年龄、环境温度、劳动强度和持续时间)可影响人体对水的需要量。一般情况下,正常成人每日约需水 2500 mL。人体主要通过饮水和进食食物获得水分。碳水化合物、脂肪和蛋白质代谢过程中也产生一部分水,称为代谢水,但数量较少。

第二章　大学生营养与疾病

营养,是人体维持生命、保证生长发育、增进身体健康的重要基础。营养与人体的健康密切联系,营养不良或者营养过剩都可能引起身体的疾病。不同年龄阶段的个体对营养的需求是不一样的。大学生这一特殊群体正处于生长发育后期,体格和心理等各方面正趋于成熟,同时又面临较为繁重的学业负担,因此合理的营养搭配和科学的饮食指导对他们的身心发展具有重要意义。

在这一章里,我们从营养的角度出发,了解大学生常见的营养性疾病的知识,提高大学生的自我保健意识,改变不良的饮食行为和生活方式,防治营养缺乏或过剩疾病和慢性疾病,从而达到增进健康的目的。

第一节　营养与缺铁性贫血

贫血是一个影响全球公共健康的疾病,2001 年世界卫生组织 WHO 发现,在不发达国家 4 岁以下儿童贫血患病率达 39.0%,在发达国家为 20.1%;育龄期妇女贫血患病率分别为 42.3%、10.3%,成年男性贫血患病率分别为 30.0%、4.3%。WHO 根据 2003—2005 年数据分析,全球患贫血人数超过 16.2 亿,育龄期妇女超过 30%,其中一半以上属于缺铁性贫血(IDA)。可见,贫血是全球患病率较高、长期存在的公共卫生问题。

近年来,研究发现贫血在大学生中也有一定分布,且有增多的趋势,尤其在女大学生中较为普遍。McLean J 调查柬埔寨 231 例在校女学生和 231 例育龄期妇女发现:铁缺乏和 IDA 发生率为所有参与调查在校女学生的 18.2% 和 10.4%;铁缺乏和 IDA 发生率为所有参与调查育龄期妇女的 19.9% 和 12.6%。

那么,到底什么是缺铁性贫血? 它对我们的健康有什么危害呢? 为什么女大学生更容易患上缺铁性贫血? 我们一起来关注第一种与营养有关的疾病:缺铁性贫血。

一、什么是缺铁性贫血?

凡在单位容量的血液中,血红蛋白(Hb)含量低于正常值,红细胞压积(HCT)减小,伴或不伴有红细胞数的减少的病理状态都称为贫血。贫血可以分为很多类型。最常见的是形态学分类法,即以平均红细胞体积(MCV)和红细胞平均血红蛋白浓度(MCHC)为依据,将所有贫血分成三种类型:正常细胞性贫血、小细胞低色素性贫血、大细胞性贫血。其中,缺铁性贫血属于小细胞低色素性贫血,是一类与营养有关的疾病。

缺铁性贫血,又称为小细胞低色素性贫血,是由于机体储存铁减少,影响血红素合成所引起的贫血。临床上一般表现为皮肤黏膜逐渐苍白,以口唇、口腔黏膜及甲床较为明显。消化系统常出现食欲减退、消化不良,严重时出现吸收不良综合征。神经精神方面,易出现烦躁不安或精神不振、注意力不集中、理解力下降或智力减退。免疫功能低下,常易合并感染。常见体征为口唇、眼结膜、甲床苍白,肝、脾和淋巴结轻度肿大。

IDA发展分为三阶段。第一阶段是铁缺乏(ID)期,又叫储铁减少期,出现储铁减少或转铁蛋白饱和度降低;第二阶段为缺铁性红细胞生成(IDE)期,除了储铁减少或缺乏外,此时红细胞摄入铁较正常减少,转铁蛋白饱和度也减小,但转铁蛋白受体的表达和游离红细胞原卟啉浓度增高;第三阶段是IDA期,为缺铁的晚期阶段,此时出现血红蛋白生成减少和红细胞体积变小。

二、关于缺铁性贫血的认识误区

(一)贫血没有太大的问题

许多人认为,贫血不是大的疾病,不会给人带来什么危害。这种想法是十分错误的。国内外很多研究者的相关研究表明,贫血不仅仅会对人的健康造成影响,也会导致脑功能和学习能力的下降,也会伴随着许多负面的情绪。

铁元素的动态平衡对于正常脑的功能,特别是学习、记忆功能是非常重要的。Lozoff B研究证实缺铁是引起认知发育不良的危险因素之一,缺铁组儿童在写作、阅读、数学、运动能力、空间记忆等方面与非缺铁组相比存在显著差异,易于出现焦虑、失落、沮丧等情绪。Lozoff B认为缺铁可导致婴幼儿智能发育落后和行为异常改变,并可能对儿童脑发育造成永久性影响。Algarin C发现婴幼儿以及学龄前儿童的缺铁性贫血可导致儿童的生长发育发生不可逆性损害。

(二)素食中也含有大量的铁,素食不会导致贫血

素食大学生缺铁性贫血发病率高有以下几个方面的原因:

(1)食物中的铁在植物中是以非血红素铁形式存在,这类铁在食物当中尽管含量较高,但难于吸收;血红素铁主要存在于动物性食物中,易于吸收,肉类食物中的铁40%是血红素铁。

(2)素食者脂类缺乏,长期脂类过低可降低对铁的吸收;钙含量丰富,可部分减少植酸、草酸对铁吸收的影响,有利于铁的吸收,而乳及乳制品是钙的重要来源并且吸收率也高,而植物中的钙利用率相对较低,同时植物纤维能结合阳离子的铁、钙等,摄入过多可干扰铁的吸收。

三、缺铁性贫血的病因

贫血阻碍儿童青少年的生长发育,导致体力活动能力和免疫功能下降,影响认知和智力发展,甚至导致行为异常,给儿童青少年的学业带来不利影响。有研究显示,即便是轻度贫血(包括边缘性贫血),也会对个体产生深远的不良影响,在改善贫血状态后,贫血对健康造成的不利影响仍然存在。所以,了解缺铁性贫血的病因,是我们改善身体贫血症状的第一步。

（一）铁需要量增加而摄入量不足

一个成年人，全身含铁 3～5 g，人体铁可以分为两类：一类是组成人体内各种结合蛋白质，如肌红蛋白和血红蛋白的功能铁，包括各种含有铁的酶类，约占人体中铁总量的百分之八十，主要作用是运输氧和养分，参与细胞色素等电子链传递；另一类是主要分布于肝、脾和骨髓等器官的储存铁，约占人体中铁总量的百分之二十，当人体内铁需求缺乏时或因其他原因丢失过多时，机体通过转铁蛋白作用将其转运到细胞供应机体所需。铁在体内的含量虽然甚微，却是所有必需的微量元素中含量最多的元素，其作用不容忽视，如：参与人体内血红蛋白的合成，使氧和养分在人体内正常运输、储存；催化抗体的产生，增强人体免疫力；影响儿童的生长发育等。

儿童生长期和婴儿哺乳期需铁量增加，若不能合理补给蛋类、青菜类、肉类和动物肝等含铁较多的食物，即可导致缺铁性贫血。妊娠和哺乳期需铁量增加，加之妊娠期胃肠功能紊乱，影响铁吸收，易引起缺铁性贫血。青少年因为生长迅速，对铁的需要量增加，若长期所食食物含铁不足，也可能发生缺铁的现象。各年龄段中，长期挑食、膳食中缺少含铁食物，也易引起缺铁性贫血。

（二）铁吸收障碍

多种原因造成的胃肠功能紊乱，如长期腹泻、慢性肠炎等都可能因铁吸收障碍而发生缺铁性贫血。有研究发现，消化系统疾病是男性群体患 IDA 的重要原因，是非铁摄入不足的成人缺铁性贫血的主要因素。

（三）铁丢失过多

月经期、慢性感染、寄生虫等引起的失血，如女性月经量过多导致铁丢失过多，影响血红蛋白和红细胞生存，也是引起 IDA 的重要因素。

（四）其他因素

除了这些因素以外，不同文化背景下的饮食文化也是影响缺铁的因素之一。在发展中国家，以纤维性食物为主的饮食中，食物中铁的吸收率一般为 5%，同时纤维素饮食中草酸或植酸会抑制铁的吸收。所以，除了疾病等因素的影响，食物的选择和搭配也是影响铁吸收的原因。

在发达国家，以肉食和鱼类为主的饮食可以提高食物中铁的吸收率（15%），但缺铁及缺铁性贫血仍然普遍存在。这可能与营养的搭配有关，如高蛋白饮食能促进人体对铁的吸收，含维生素 C 高的食物也能促进体内铁的吸收。

女大学生是一个特殊群体，身心发展刚经历快速的青春期发育，对饮食铁的需求也较多。同时，女大学生与其他育龄期妇女一样，从月经里丢失铁较多，所以出现 IDA 的比例较高。另一方面，许多女大学生追求以瘦为美，她们为达到瘦身的目的而过度节食。长期的营养摄入不足，也是导致女大学生群体出现 IDA 比例较高的原因。国内也有类似的针对大学生群体贫血患病率的调查研究，景晔（2012）等人以天津地区 8 所高校 9952 名在校大学生为对象，进行体格检查和血清铁蛋白等血常规测定，发现：9952 名大学生中，检出缺铁性贫血 376 例，均为轻度贫血,总检出率为3.78%;其中男生45例,检出率为0.9%,女生331例,检出率为6.66%。该调查中有56.1%的大学生因肥胖或怕胖节食,50.2%素食,45.1%偏食和23.7%的学生不吃鱼虾等,这些人群铁、叶酸、维生素B_{12}摄入量不足,是导致贫血的主要原因。林淑霞(2015)在她的一项研究中探讨了某高校女大学生缺铁性贫血与肥胖情况的关系,研究发现:肥胖女大学生易发生缺铁性贫血。体重正常的女大学生缺铁性贫血患病率为17.82%,肥胖及超重女大学生缺铁性贫血患病率为24.51%,肥胖及超重女大学生缺铁性贫血患病率高于体重正常的女大学生。这些研究结果似乎在告诉我们,节食并不一定让你变瘦,但一定能让你身体不健康。

面对如此多的大学生因为营养问题出现的缺铁性贫血,不得不引起教育者对学生身体健康的关注。怎样改变大学生对贫血的认识?怎样改变大学生贫血的现状?

四、缺铁性贫血的防治

(一)积极治疗原发病

常见的可能导致贫血的疾病有经常性腹泻、胃溃疡、十二指肠溃疡、直肠息肉、月经失调、肠道蠕虫感染(钩虫病)等,可有针对性地治疗原发疾病,减少、避免铁吸收障碍。

(二)增加含铁丰富的食物

含铁丰富的食物有动物肝脏(每百克含铁52 mg)、动物全血(每百克含铁15 mg)等。其他如肉类、淡菜、虾米、蛋黄、黑木耳(干)、海带(干)、芝麻、芝麻酱、大豆、南瓜子、西瓜子、芹菜、苋菜、菠菜、韭菜、莴笋、小米以及红枣、紫葡萄、红果、樱桃等,含铁都很丰富或较为丰富。部分含铁食品简介如表2-1所示。

表2-1 部分含铁食品简介

单位:mg/100 g

食 品	铁 含 量	食 品	铁 含 量
绿豆	6.8	胡萝卜	0.6
蚕豆	7	西红柿	0.8
毛豆	6.4	辣椒	0.7
芝麻	50	茴香	1.2
芹菜	8.5	葱头	1.8
韭菜	1.7	大白菜	0.6
黄豆芽	1.8	小白菜	1.8
茄子	0.4	青蒜	0.6
藕	0.5	菜花	0.7
海带	150	菠菜	1.8
黑木耳	185.2	紫菜	33
干黄豆	11	鸡蛋	2.7

设法提高铁的吸收和利用率也是重要的。动物肝脏、血和肉中的铁,是以血红素形式存在

的,最容易被消化、吸收,其吸收率一般为 22%,最高可达 25%。植物中所含的铁,大多是以植酸铁、草酸铁等不溶性盐的形式存在,所以难以被人吸收、利用,其吸收率一般在 10% 以下。

纠正不良的饮食习惯也是防治缺铁性贫血的重要方法。不良的饮食习惯有偏食、素食、节食等,对这些问题,我们需要合理安排餐次和选择食物,食欲差、胃纳少的个体可以少食多餐。

(三)政府和学校的干预

除了个体有意识地在一日三餐饮食中增加铁的摄入,改善自己的贫血状况,国家也针对缺铁性贫血这一普遍的营养缺乏性疾病做出了思考和探索。

人类有意识地进行人群营养改善的实践已有百年历史了,这些成功的经验为我国的营养改善工作提供了借鉴。公认的营养改善方式有调整膳食结构、营养知识的宣传、食物强化、营养素补充剂,其中食物强化被认为是最为经济、有效、可持续的方式。

2003 年,由国家卫生部组织,中国疾病预防控制中心食物强化办公室(FFO)实施的中国铁强化酱油项目推动工作启动。在各级疾病预防控制中心、卫生监督部门、中国调味品协会和酱油企业的共同努力下,取得了一定的成绩,为我国缺铁性贫血的预防和控制找到了一条可行的途径。因此,中国铁强化酱油项目的推动不仅给我国,也给其他国家(特别是发展中国家)的营养改善模式提供了宝贵经验。

高校食堂的膳食搭配也是调整大学生膳食结构,增加食物中铁的含量的重要因素。同时,注意对大学生进行饮食健康教育,指导学生养成良好的饮食习惯,不偏食。对于已经发现缺铁性贫血的大学生,采用服用铁剂和强化富铁饮食等干预措施,减少缺铁性贫血对大学生产生的危害,改善他们的营养状况。

第二节 营养与肥胖症

除了基因决定寿命,健康也是影响寿命的重要因素。随着人们生活水平和行为方式的改变,肥胖症的发病率呈逐年上升趋势,发病人群越来越年轻化,肥胖问题已经发展成为影响人类健康的主要因素之一。流行病学调查显示,无论在经济发达国家或发展中国家生活优裕的群体,肥胖和超重正以惊人的速度在全球范围内增长,已成为 21 世纪全球医学和公共卫生的严重问题。令人关注的是,儿童少年时期的超重和肥胖也呈日益增加和流行趋势。在美国,6~18 岁儿童少年超重和肥胖的发生率从 1971—1974 年的 15.4% 增加到 1988—1994 年的 25.6%。在欧洲,尤其是南欧一些国家的儿童青少年超重和肥胖的发生率也高达 20%~35%。中国自 20 世纪 80 年代中后期开始,儿童超重和肥胖检出率逐年上升,肥胖在极低的基数上成倍增长。1985—2000 年间三次全国学生体质健康调查显示,1986 年 7~22 岁城市男生、乡村男生、城市女生、乡村女生四群体各年龄超重率一般仅 1%~2%,肥胖率在各年龄城市男女生中不足 1%,许多乡村组中接近 0%;但 1996 年四群体超重率分别上升为 6.79%、2.50%、5.12% 和 3.56%,肥胖率分别为 2.65%、0.69%、1.59% 和 0.48%;2000 年,超重和肥胖合并计算已分别高达16.79%、6.75%、10.3% 和 5.86%,表明中国儿童青少年肥胖已进入快速流行期,如果不及时预防控制,发展到发达国家水平将用不了 10 年。大学生肥胖症的患病率也比较高。杨红霞等(2012)对吉林大学 2196 名大学生的身高和体重进行测量,并用体质指数

(BMI)作为评价指标,BMI≥28 为肥胖。研究发现,大学生肥胖症总患病率为 8.74%,男生总患病率为 12.46%,女生总患病率为 3.0%。男生总患病率高于女生,且差异有统计学意义($P < 0.05$)。从这些调查数据,我们可以看到,认识儿童青少年肥胖发生发展的危险因素,实施成人期疾病在儿童时期的防治,已成为儿童青少年保健工作的重要内容之一。

一、什么是肥胖症?

肥胖症(adiposity)是由于食物摄入过多或机体代谢的改变而导致体内脂肪集聚过多,造成体重过度增加并引起人体病理、生理改变或潜伏着诱发其他疾病的一种状态。

肥胖症分为两种类型,即原发性肥胖(单纯性肥胖)和继发性肥胖(症状性肥胖)。绝大多数的肥胖症患者属于原发性肥胖,是一种无明显病因引起的肥胖,与家庭、社会经济发展、文化背景等环境因素,以及不良的饮食习惯、运动不足等个人习惯有着非常密切的关系。由于某种疾病而导致的肥胖称为继发性肥胖或症状性肥胖。一般来说,在临床上继发性肥胖的患者都能找到原发性疾病。

肥胖症在临床上一般有以下表现。①肥胖形态。身材一般较高大,皮下脂肪厚实,分布尚匀称,以积聚于颈部、乳胸部、肩背部、腹部、臀部等处较为显著,过胖者腹部、大腿、臀部等处皮肤可出现紫色条纹。②肺泡低换气综合征(Pickwickian 综合征)。肥胖儿童尤其是严重肥胖者,因脂肪过度堆积,使膈肌抬高,胸廓和膈肌运动受限制,影响肺容量及血液循环,出现呼吸浅速、肺泡换气不足,发生二氧化碳滞留和低氧血症,继而发生红细胞增多症、肺动脉高压,引起慢性肺源性心脏病而发展为心力衰竭。病儿常有面色发绀、气促。由于肥胖儿童经常处于缺氧和二氧化碳滞留状态,呈现倦怠嗜睡状,不愿活动。③生长发育。肥胖儿童发育较早,身材略高于同性别、同年龄健康儿童,但性发育成熟后,大部分等于或略低于同性别、同年龄健康儿童。肥胖儿童性发育略提早,男孩外生殖器常被会阴处过厚的皮下脂肪掩盖,易误认为阴茎发育短小。女童外生殖器多无异常,月经无延迟。骨龄正常或略超前,智力发育多属正常,但性格孤僻,有自卑感,少动。④行为偏差。过度进食、偏食、挑食,过度偏嗜高热量食物。懒于体力活动、喜静坐式生活方式,人际交流少。

二、肥胖的评价指标和诊断标准

判断肥胖的标准有四种。

(一)体质指数

体质指数(body mass index,BMI)又称为体块指数,是国际上推荐评价儿童超重和肥胖的首选指标。$BMI(kg/m^2) = 体重(kg) \div 身高的平方(m^2)$。

判断标准:正常范围 18.50~23.9,大于或等于 24 超重,大于或等于 28 肥胖。

(二)标准体重法

标准体重计算方法:标准体重$(kg) = 身高(cm) - 105$。

体重指数$(\%) = (实际体重 - 标准体重) \div 标准体重 \times 100\%$。

判断标准：消瘦——－10％以下，正常——－10％～＋10％，超重——＋10％～＋20％，肥胖——大于或等于＋20％。

（三）皮下脂肪厚度

皮下脂肪厚度可以反映肥胖的程度。

（四）腰臀比

腰臀比（waist-to-hip ratio，WHR）是腰围和臀围的比值，是判定向心性肥胖的重要指标，是预测女性生育力的有效线索，是评价女性吸引力的重要尺度。

WHR＝腰围/臀围。

判断标准：WHR<0.8为周围性肥胖，WHR>0.8为向心性肥胖。

三、肥胖症的病因

肥胖症的发生和病理机制目前尚不清楚。一般认为，遗传因素和环境因素共同作用促使肥胖发生和发展。

（一）遗传因素

遗传在肥胖发生中的作用受到越来越多的重视。欧美一些国家进行的一系列以家庭为单位的大规模流行病学调查显示，肥胖呈明显的家族聚集性，肥胖父母所生的子女中肥胖发生率高达70％～80％；双亲之一肥胖，其子代有40％～50％发生肥胖；双亲均不肥胖者，子女只有10％～14％肥胖。对肥胖遗传结构的研究显示，只有极少数肥胖是由单基因突变引起。应用分子生物学手段已确认了六种单基因突变，包括瘦素基因、瘦素受体基因、阿片促黑色素皮质素原基因、激素原转换酶-1基因、黑皮素4受体基因及过氧化物酶体增殖物激活受体γ基因。但绝大多数肥胖并非单基因表型，而是多基因以及基因-环境的相互作用，难以用单一基因的突变来解释。具有肥胖基因素质的个体，在食物缺乏的环境下会变瘦，而无肥胖遗传素质的个体，在有美味、高热量或无体力活动的环境下也可变胖。

（二）生活环境

21世纪以来，随着社会经济发展，人们生活及行为方式的改变对肥胖发生率的逐年上升产生了明显的影响。遗传因素虽然可以解释部分原因，但是环境因素的改变对这种升高趋势有着更显著的意义。

1. 饮食因素

大量调查显示，摄食过度以及不良饮食行为与儿童青少年肥胖的发生密切相关。母孕期营养过剩，体重增加过速，合并妊娠糖尿病，使胎儿体脂过多和出生体重超重。婴儿期过度喂养和过早添加辅食，儿童期过食、贪食等均可成为肥胖的原因。肥胖也是一种与饮食行为密切相关的行为性疾病，如进食的频率和次数、食物的选择和数量、烹调方式等都将影响热量的摄入量。传统饮食中的陋习如大吃大喝、逼迫式劝饮或食、快食、重肉轻蔬，西方饮食模式的高脂快餐、饮料、甜点和炸土豆片等，均可能引起肥胖。

2. 体力活动

以静坐为主的生活方式缺乏体力活动,减少热量消耗,使多余热量转变为脂肪储存起来是导致肥胖的一个重要原因。体育活动少,运动量小,而以车代步、看电视、玩游戏等静坐为主的生活方式增多等,都是儿童青少年肥胖发生的危险因素。

3. 家庭环境

家庭健康信念与健康思维模式是导致上述不良饮食习惯的重要因素。家长营养知识的缺乏、显富、错爱、缺乏对肥胖程度的正确判断和危险性认识,助长了儿童的多饮多食。特定的家庭生活行为方式和习惯、运动类型,决定了儿童行为方式与取向。如父母肥胖的家庭,在把肥胖的体质遗传给儿童的同时,也把不良的生活习惯传给了下一代,在这种氛围下子女发生肥胖的机会大大增加。

4. 喂养方式

Gilman 等研究发现,婴儿期母乳喂养可降低儿童期超重和肥胖的发生率,这种影响与母乳喂养持续的时间相关。母乳喂养 7 个月以上的儿童发生超重和肥胖的危险远远低于母乳喂养少于 3 个月的儿童,但也有研究发现,母乳喂养与儿童期肥胖没有显著关系。Arenz S 等通过荟萃分析,在校正了混杂因素如年龄、性别、热量摄入后,证实完全或主要母乳喂养儿比完全或主要配方乳喂养儿发生超重的危险性要低。母乳的这种保护作用可能与进食量有关,母乳喂养婴儿的奶量和进食次数由婴儿自己控制,而非母乳喂养的儿童的奶量受到父母或抚养者的控制,这两种不同的喂养方式造成儿童乃至成年期进食行为的差别。此外,母乳中的一些成分通过影响婴儿的生理功能和代谢水平而产生远期效应。

5. 环境污染物

近几十年,随着有机和无机化学物质使用增加,人类生存的环境也发生了显著改变。有些化学制品（如某些农药、植物激素、合成洗涤剂、塑料制品和石油制品等）在大剂量暴露时能引起体重减轻,但是在低浓度则有强大的促进体重增加的作用。这种特性已被广泛用于生产生长激素以养肥家畜。2007 年,加州大学的 Blumberg 教授在其论文中提出环境污染物也是导致肥胖的一个重要原因。之后,大量实验室研究和临床调查发现己烯雌酚、双酚、邻苯二甲酸盐和有机锡等化学物质与人类肥胖的关系,证实这些化学物质能够通过促进前脂肪细胞分化、加强葡萄糖摄取、激活脂肪生成相关受体而导致肥胖,而这些成分广泛存在于婴儿奶嘴和玩具等塑料用品或与儿童密切接触的环境中。儿童特殊的生活饮食习惯使得他们更容易因摄入这些环境污染物而产生肥胖。

（三）社会环境

1. 教育程度

教育水平和肥胖有某种程度的天然联系,教育水平的高低可以明显影响个体的许多行为和生活方式。在发达国家,受教育水平高者,肥胖发生率低,人们期望的理想体型、特有的饮食习惯、生活方式等在体重变化中起重要的作用。但在发展中国家,城市儿童患病率明显高于农村,母亲文化程度越高,学龄前儿童肥胖的发病率也越高。儿童肥胖率随经济收入、文化程度以及城市文化素质升高而升高的原因可能与这部分人容易接受"现代生活方式"、膳食和体力活动模式改变、饮食热量增多而热量消耗减少有关。

2. 经济地位

调查显示,发达国家社会经济状况与肥胖的发病率成反比,而发展中国家肥胖的发病率却随着社会经济状况的改善而增加。发展中国家高收入水平大概与发达国家中等收入水平相当,而发达国家的低收入阶层的生活水平比发展中国家该阶层人们的生活水平要高得多。在发达国家,含糖丰富的食品价廉,低收入阶层摄入量大,所以出现经济收入越低,肥胖患病率越高的现象。在发展中国家经济富裕地区,虽然人们收入增加,但仍以原来贫困时的传统营养、生活、文化价值指导自己的热量摄入与支出。

3. 城市化和地理位置

社会经济的发展和城市化是肥胖社会的特征。发达国家和经济增长迅速的发展中国家肥胖发病率明显升高。肥胖的发生也存在地区差异。美国儿童肥胖率在东部地区高于南部和西部。我国学龄前儿童肥胖率在北部、南部高,中部低。

4. 心理因素

经历过饥荒年代的人类的潜意识中沉淀着对饥饿的恐惧。即使在现代社会,不少人仍有饥饿的不愉快经历和感受,使这一潜意识大大强化,促使贪吃心理的形成。此外,Fisherg 的研究表明,父母由于缺乏经验,在婴儿有轻微哭闹、大小便、不适烦躁时,常常不加区别地给婴儿喂食,久之,形成条件反射,使婴儿在发育时潜意识中无法学到对饥饿和其他痛苦的辨别能力。于是,食物成了矛盾冲突、内心焦虑、恐惧痛苦等心理行为障碍的最好解决方法。由于这一反射往往会持续终生,因此,当儿童出现情感创伤(家庭变故、父母离婚或死亡等)、精神紧张和心理障碍(家长溺爱包办造成儿童胆小、依赖、孤僻、社交不良等)时,往往以不断进食填补心理不安,导致儿童进食过量的习惯。而正常人一般在情绪良好时食欲增加,在情绪低落时食欲下降。值得指出的是,单纯性肥胖者往往存在自我意识受损、自我评价低、幸福与满意感差、内心抑郁及社会适应力降低等心理行为异常,这些肥胖导致的心理损害又进一步诱导大量进食,然而进食又促进了肥胖,形成恶性循环。

(四)出生体重

近十几年来,国内外学者经过大量临床观察和动物实验证实,孕期营养、出生体重等生命早期发育状况与成人血压、血脂、血糖、胰岛素敏感性,以及肥胖、骨质疏松、肿瘤等疾病发生率密切相关,提出了关于人类疾病起源的新概念(develop mental origins of health and disease, DOHaD),即健康与疾病的发育起源。对 22 846 名美国男子进行调查的结果显示,低出生体重者成年后高血压、糖尿病的风险明显增高。我国对 1028 名 1948 年 7 月至 1954 年 12 月在北京协和医院出生的健康新生儿进行调查的结果也显示,婴儿体重过低与成人 2 型糖尿病的发生密切相关。McCance 等报道的印第安人的资料则显示出生体重对上述疾病影响的两极性,即低出生体重和高出生体重均增加日后肥胖的危险性,呈 U 形关系(U-shape)。从肥胖程度来看,低出生体重组以轻度肥胖为主,而高出生体重组以中、重度肥胖为主。出生体重与孕期母亲生活环境及并发症有关,我国早产儿的发生率已从 2002 年的 7.8% 上升至 2005 年的 8.1%,其中低出生体重儿占 70%。孕期糖尿病的发病率也由原来的 3% 以下上升到现在的 7% 以上。而患病母亲所生婴儿的体重较高,他们在儿童和青春期发生糖尿病或葡萄糖耐量降低的风险较大,肥胖的发生率也随之增高。

四、肥胖症的防治

伴随儿童肥胖的全球蔓延趋势,"儿童肥胖本质上是一种生活习惯病"的观点逐步在儿科临床和卫生领域占主导地位;膳食热量过多、生活方式由"动"向"静"变化、不良饮食行为、围生期和生命早期的营养环境、父母养育方式等,统称"肥胖易感环境",均与肥胖的发生有关。因此,肥胖症的防治主要从以下几个方面进行:

(一)饮食调整:限制总能量

膳食的能量供应必须低于机体实际的消耗量,并辅以适当的体育运动,使能量代谢呈现负平衡,才能促进脂肪的动员,有利于降低体重。成年轻度肥胖者,按照每月减重 0.5～1.0 千克为宜,即每天减少 0.525～1.05 MJ(125～250 kcal)能量来确定一日三餐的标准。而对于成年中度以上肥胖者,以每周减重 0.5～1.0 千克为宜,能量供应尽量不低于 4.2 MJ(1000 kcal),这是在较长时间内坚持的最低安全水平。具体做法如下:

1. 限制碳水化合物的摄入

碳水化合物消化吸收快,容易造成饥饿、食欲增加,因此膳食中碳水化合物比例高对减肥不利,但过低容易诱发机体出现因脂肪氧化过多而引起的酮症。一般碳水化合物所提供的能量以占总能量的 40%～55% 为宜。此外,应严格限制精制糖的摄入和睡前碳水化合物的摄入。

2. 控制脂肪的摄入

肥胖者往往血脂高,因此,应限制脂肪的摄入量,特别是饱和脂肪酸的摄入量。每日除烹调用油外,尽量减少油腻食品。脂肪所提供的能量以占总能量的 25%～30% 为宜。

3. 保证蛋白质供给

蛋白质在体内主要维持组织更新,所以必须保证膳食中有足够的蛋白质供应。由于总能量下降,蛋白质的比例可适当提高,每日供应量应达到 1 g 每千克体重。

蛋白质的摄入也不应该过量。很多人在膳食结构上存在一种误区,认为饭多吃会发胖,蛋白质多吃有利健康。结果,饭越吃越少,肉越吃越多。英国食物标准局曾发布一份声明:完全不吃碳水化合物,对身体有害无益。低碳水化合物饮食者所摄取的食物脂肪通常偏高,容易增加心脏病、糖尿病以及癌症的危险概率。他们建议,若要身体健康,最好保持均衡的饮食,不应该省略任何一类食物。碳水化合物是均衡饮食中一个重要的部分,缺乏碳水化合物的饮食不能算是均衡的健康饮食。该局还建议,淀粉类食物量应占食物摄入总量的1/3。

此外,限制食盐的摄入量,保证每日维生素、矿物质和纤维素的摄入,达到饮食结构的平衡,是健康减重的重要方法。

(二)适当的运动

适当运动能促进体内脂肪的消耗,达到减重的目的。肥胖者在选择体育运动形式时应遵循安全、便于长期坚持并能有效减少脂肪的原则,主张低强度、持续时间较长的有氧代谢运动为主,有氧运动与无氧运动交替进行,技巧运动和大肌肉运动相结合,逐渐增加体力活动时间和活动量。一般选择的运动方式有走路、跑步、跳绳、游泳、球类、骑自行车和跳舞等，避免激烈运动。

第三节　营养与糖尿病

糖尿病似乎离大学生较为遥远，是一种多发生在 50 岁以上的人群中的疾病。然而，很多医学研究发现，糖尿病也是一种与营养有关的疾病，发病率呈年轻化趋势。对于糖尿病的知识，你知道多少呢？曹婷（2011）曾以南京市仙林大学城和江宁大学城的 350 名大学生为调查对象，自行设计"糖尿病前期知识及生活习惯问卷调查表"，询问关于糖尿病前期的相关知识，并对大学生的生活习惯、运动习惯等方面进行调查，结果发现，大学生对糖尿病前期的认知不够，大学生的生活习惯不利于维持健康，提出大学生糖尿病前期知识的普及教育迫在眉睫。

糖尿病是一种很常见的代谢性疾病，严重威胁人类健康。糖尿病并发症发生率高，造成组织器官毁损，具有致残致死性，危害很大。近年来，我国糖尿病患病率呈快速增长趋势，据最新统计资料显示我国成年人糖尿病患病率高达 10.7%。而绝大多数糖尿病患者患有的是 2 型糖尿病。近年来，2 型糖尿病患者逐渐趋向年轻化。

随着我国教育水平的提高，大学教育正走向普及，在不久的将来，接受过大学教育的人群会占据大多数。大学生们对 2 型糖尿病良好的认知有助于糖尿病的预防，从而降低糖尿病的患病率。

一、什么是糖尿病？

糖尿病是以高血糖为特征的代谢综合征，是一种有遗传倾向的慢性代谢紊乱性疾病。它是一种胰岛素绝对或相对分泌不足所引起的碳水化合物、脂肪、蛋白质、水及电解质的代谢紊乱。

糖尿病临床表现复杂多样，根据病情轻重、有无并发症及涉及器官、组织的不同表现也不一样。"三多一少"即指糖尿病患者出现的典型临床表现：吃得多、尿得多、喝得多，即为"三多"，而"一少"指的是体力下降和体重减少。"三多一少"是糖尿病的典型临床表现，但并非必备临床表现，也就是说，并不是所有糖尿病患者都有"三多一少"，临床上大部分病人没有"三多一少"，或者只出现其中一两种表现，可以通过医生检查诊断为糖尿病。

多尿和烦渴多饮可见于三分之一的糖尿病患者，这里将多尿放在前面，将多饮放在后面并非随意，而是有特定道理的。多尿与多饮存在着因果关系，多尿是因，多饮是果，病人不是"喝得太多，不得不尿"而是"尿得太多，不得不喝"。糖尿病血糖太高，引起渗透性利尿，通过增加尿量使超出正常范围的糖分从尿排出，保护机体免受高血糖的损害。而因为尿量太多，体内丢失了大量水分，脱水加上高血糖刺激大脑渴感中枢，引起口渴、烦渴多饮、饮不解渴。越尿多越口渴，越多饮越多尿，如此形成恶性循环。症状重者每天饮水达十几磅（一磅≈0.45 千克）。多尿多饮的程度与糖尿病严重程度成正比。一般出现多尿多饮的病人血糖多在 15 mmol/L

以上。

二、糖尿病的类型

糖尿病大致可以分为四种类型。

（一）1 型糖尿病

1 型糖尿病过去常被称为胰岛素依赖型糖尿病（IDDM），约占我国糖尿病患者总数的 5％，常发生于 30 岁以前的儿童和青少年。它是由于胰岛 β 细胞破坏或功能丧失，而不能合成和分泌胰岛素，导致胰岛素绝对缺乏而引起的糖尿病。

1 型糖尿病起病较急，发病时"三多一少"症状较明显，容易发生酮症酸中毒，严重者出现昏迷或死亡。1 型糖尿病对胰岛素敏感，患者必须依赖外源性胰岛素治疗，一旦中止胰岛素治疗则会危及生命。

（二）2 型糖尿病

2 型糖尿病也被称为非胰岛素依赖型糖尿病（NIDDM），是最常见的糖尿病类型，占我国糖尿病患者的 90％～95％。

2 型糖尿病不发生胰岛 β 细胞的自身免疫损伤，发病是由于胰岛 β 细胞功能缺陷导致胰岛素分泌不足和胰岛素不能正常发挥作用。

2 型糖尿病患者多有糖尿病家族史，发病年龄多数在 30 岁以后，起病缓慢、隐匿，"三多一少"症状较轻，部分病人没有明确的症状，而是通过健康体检或患其他疾病时，或出现慢性并发症时才发现患有糖尿病。2 型糖尿病患者中多数有超重或肥胖，多有高热量、高脂、高糖饮食和活动较少的生活方式。

2 型糖尿病治疗一般不依赖胰岛素，饮食控制及口服降糖药治疗可稳定控制血糖；但随着病情的发展或降糖药效果不好，也可使用胰岛素治疗。后期可出现各种慢性并发症，尤其是心脑血管疾病。

（三）特异性糖尿病

特异性糖尿病比较少见，包括病因明确的一类糖尿病，如胰岛 β 细胞功能基因异常、胰岛素作用基因异常、胰腺外分泌疾病、某些内分泌疾病、某些药物及化学制剂、感染等引起的糖尿病等。

（四）妊娠糖尿病

妊娠糖尿病（GAD）指在妊娠期间发生或首次发现的糖尿病或糖耐量减退，不包括已有糖尿病又合并妊娠者。大部分病人分娩后可恢复正常，但成为今后发生糖尿病，尤其是 2 型糖尿病的高危人群的概率很大。

三、糖尿病的病因

糖尿病的病因和发病机理尚未完全阐明。胰岛素分泌不足或延迟,循环血液中存在抗胰岛素抗体,胰岛素受体或受体后缺陷致靶组织对胰岛素的敏感性降低,以及胰高血糖素不适当地分泌过多等,是本病发病的基本环节。目前认为,病因是多源性的。其中包括遗传、肥胖、感染、缺乏体力活动、妊娠、情绪紧张等因素,可能是遗传因素和环境因素两者之间相互作用的结果。目前医学界较为赞同的说法有以下几种。

(一)遗传因素

糖尿病有遗传倾向已比较肯定,国内报道糖尿病患者有阳性家族史者占 8.7%,国外报道达 25%~50%。但关于遗传的方式尚未阐明,可能是多基因遗传缺陷。

(二)饮食因素

糖尿病,也是一种与饮食失调、营养过剩、食物过于精细等饮食因素相关的"富贵病"。中年以上糖尿病病人在起病前后常因多食而肥胖。肥胖者外周组织靶细胞胰岛素受体数量相对减少,有些类型不仅受体减少,而且亲和力降低和(或)存在受体后缺陷。因而对胰岛素的敏感性降低,是导致糖尿病的另一重要因素。

(三)心理因素

近 40 年来,人们经过临床观察和实验研究证明,心理社会紧张刺激引起的紧张情绪与糖尿病的发生发展有一定的关系。

Miller 发现,动物在紧张状态下,生长激素、肾上腺皮质激素、肾上腺素、去甲肾上腺素和胰高血糖素分泌增加,拮抗胰岛素的作用,加重胰岛 β 细胞的负担,从而使血糖增高,产生糖尿病。临床观察也发现,感染、外伤、精神创伤等紧张状态,可通过下丘脑-垂体-肾上腺轴刺激肝糖原分解,加重糖原异生作用和减弱肝糖原的合成,致使血糖升高,出现或加重糖尿病。还有人研究发现,紧张的生活事件,如丧失亲人、人际关系不协调等和糖尿病的发病或恶化有一定关系。

四、糖尿病的防治

(一)关于糖尿病知识的健康教育

对糖尿病患者及其家属进行健康教育是重要的基本治疗措施,让患者及其家属了解糖尿病的基础知识,以及治疗、护理、监测血糖(或尿糖)的基本方法,提高糖尿病自我管理能力。对于大学生来说,了解糖尿病的基本常识,改善自身的生活方式,增加运动,平衡膳食结构,是预防糖尿病的重要方法。

（二）饮食治疗

饮食治疗是糖尿病的基础治疗,热量以达到和维持标准体重为宜,碳水化合物、蛋白质及脂肪应合理搭配。

1. 制订总热量

首先应按以下公式确定患者的理想体重:理想体重(kg)＝身高(cm)－105。然后按理想体重计算每日需要的热量,休息者每日每千克体重为105～125.5 kJ(25～30 kcal),轻体力劳动者为125.5～146 kJ(30～35 kcal),中度体力劳动者为146～167.5 kJ(35～40 kcal),重体力劳动者为167.5 kJ(40 kcal)以上,每日热量按三餐1/5、2/5、2/5进行分配。

2. 饮食结构

饮食中碳水化合物应占总热量的55％～60％,提倡以谷类食物为主,特别是粗制米、面及杂粮,鼓励进食富含粗纤维的食品,如绿色蔬菜、块根类、含糖成分低的水果等;蛋白质占每日热量的15％～20％,蛋白至少有1/3应来自于动物蛋白;脂肪约占总热量的30％,其中饱和脂肪酸及不饱和脂肪酸应有适当的比例;食盐每日应限制在10 g以下;血糖控制良好者可在空腹或两餐间进食少量水果;应限制饮酒。

（三）运动治疗

有规律的合适运动对2型糖尿病患者有减轻体重,提高胰岛素敏感性,改善血糖、血脂代谢作用。1型糖尿病患者宜在餐后进行运动,运动量不宜过大,避免运动后低血糖反应。

第四节　营养与癌症

癌症是一组严重威胁人类健康的疾病,由100多种不同部位肿瘤组成。由于恶性肿瘤的发病率和死亡率日趋增高,严重影响了人类的生存质量和期望寿命,造成人力和社会资源的损耗,还给患者及其家庭带来不可估量的心理负担和精神损失,因此,恶性肿瘤的防治已成为新的重要课题。心理因素、营养因素在癌症的发生、发展过程中起着重要作用。

据科学家分析,人类癌症的80％～90％是由外界环境中的致癌因素造成的,其中40％～50％的癌症直接或间接由食物中的致癌物质引起。美国科学院饮食、营养与癌症委员会指出:大多数癌症的发生与生活方式和饮食习惯有关。大量的资料证明,如果饮食搭配合理,选择食物得当,使用科学的烹调方法,重视饮食卫生,癌症是可以预防的,即可降低癌症的发病率。可见饮食营养在防癌过程中的重要性是不容忽视的。

目前世界各国医务界公认的防癌措施,是建立良好的生活方式,选择致癌因素少或没有致癌因素的食品,科学合理地调整饮食结构。

一、什么是癌症?

癌症(cancer),医学术语又称恶性肿瘤,中医学中称岩,是控制细胞生长增殖机制失常而引起的疾病。癌细胞除了生长失控外,还会局部侵入周遭正常组织,甚至经由体内循环系统或淋巴系统转移到身体其他部分。

每个人体内都有原癌基因和抑癌基因,正常情况下,原癌基因和抑癌基因保持着平衡,但在一些致癌因素的作用下,原癌基因被激活,超过了抑癌基因的作用,因而导致癌症的发生。

二、癌症的病因

癌症的发生是一个多因素、多步骤的复杂的生物学过程,它既包括外界因素,也涉及遗传等内部原因。

(一)外源性致癌因素:化学、生物和物理性因素

1. 化学致癌物

化学致癌物包括甲醛、烷化剂类药物;煤焦油、沥青、燃油废气中的稠环芳香烃类;腌制食品中的亚硝胺类;结晶硅及石棉;芳香胺类;烟酒等嗜好品。腌制食品要用很多盐,过多的盐对人体有害,既使人易患高血压,也可导致胃癌等疾病。目前,我国居民每天食盐达 10～15 g,东北高达 18～19 g,而国际标准为每人每天 5～6 g。另一方面,腌制肉类加入的防腐剂成分主要是亚硝酸钠,肉类在腌制过程中,其蛋白分解成二级胺,当条件适宜时,亚硝酸盐和二级胺便结合成为致癌物亚硝胺。同样,蔬菜腌制后,也会在体内产生致癌物质,若经常食用腌制品,体内的亚硝胺增多,便可引起多种癌症。

当用油煎炸食物时,油锅里的温度达 200 ℃以上,锅里的油脂进行着复杂的化学反应,高温的油,尤其是反复高温油,可产生苯并芘等致癌物质。肉类和鱼类含有蛋白质、氨基酸、脂肪,遇到高温热解,产生杂环化合物。油温越高、油煎时间越长,杂环化合物的形成就越多。杂环化合物是一类致癌物,人吃了这些煎炸食品后,在尿中可测出杂环化合物,如果长期食用,这种致癌物就可在体内堆积,如再摄入其他致癌物、促癌物,就会产生协同作用,引发癌症。烘烤和烟熏类食物在其表面同样产生大量致癌物质苯并芘,苯并芘也是吸烟烟雾中的主要化学成分之一。在实验室研究中,用啮齿动物和人的细胞培养,苯并芘表现出影响许多组织的致癌性,如肝脏、胃、结肠、食管、肺和乳腺等组织的恶性肿瘤。1 kg 木炭烤肉表面上产生的苯并芘相当于 600 支香烟的含量,非吸烟者只简单食用烤肉就如同暴露在大量烟环境中接受苯并芘的致癌剂刺激,且含脂肪越多的烤肉上面苯并芘集中越多。所以,要少食油炸、烟熏的食物。

2. 生物致癌物

生物致癌物包括某些真菌、病毒、寄生虫、细菌等,如乙肝及丙肝病毒、人类乳头瘤病毒、幽门螺杆菌、人类免疫缺陷病毒等。

发霉的粮食、食品会有真菌生长,可以引起癌症。已确定化学结构的真菌有 10 多种,其中,黄曲霉、寄生曲霉、棒曲霉所产生的黄曲霉毒素,与人类肝癌的关系最为密切,摄入量与肝癌的发生率成正比,摄入的黄曲霉毒素越多,肝癌的发生率就越高。

黄曲霉毒素主要污染粮油及其食品,其中以花生和玉米最易受污染,小麦、大米和高粱则较少被污染。动物性食品和蔬菜水果类食品很少检出。紫外线和一般煮沸高温不能破坏黄曲霉毒素。所以,为了吃得放心,要把粮食保管好,防止发霉,提倡多吃新鲜粮食,少吃陈粮,不吃

受真菌污染的食品。

3. 物理致癌因素

物理致癌因素包括电离辐射、紫外线、纤维及异物刺激、热辐射、长期机械性炎性刺激、创伤等。

（二）内源性致癌因素：遗传、内分泌、免疫、营养、精神及性格等机体内环境

为什么生活在同样的环境中有些人不生癌，有些人则患了癌症呢？这是因为人体的内因不同，外因通过内因起作用。按照微量元素医学知识，虽然各种癌症各有其特点，但它们的共同点是一致的，即主要缺钙、硒、锰、锌、钼、铁，而镉、镍、铅超标，其次是铬、镁、铜超标（或镁、铜偏低），而锶、钴偏低。人们在多年的养生、保健实践中发现，上述 14 种元素控制好了就不容易生癌。当然，还有一些研究发现，癌症家庭史增加患癌的风险，特别是一级亲属患癌史是重要因素。

除此以外，不良饮食习惯也与癌症的发生有关系。进食速度过快、食物过烫都容易损坏食道和胃肠黏膜，长时间刺激可能造成食管癌或胃癌。饮酒可增加肝、胃及食道癌的危险性，长期挑食、偏食会造成营养不良，使免疫力下降，特别是某些维生素缺乏，使抗病能力下降，易导致机体组织的癌变。

三、关于癌症的认识误区

（一）癌症不可以预防

癌症是可以预防的。因为 80%～90% 的癌症是由于环境因素造成的，而在环境因素中，饮食因素占 35%，烟草占 30%。所以改变不健康的生活方式与不良的生活习惯，做到不吸烟，不酗酒，宜吃低脂高纤维的食物，多吃蔬菜、瓜果等富含维生素的食物，少吃酿制、熏制、腌制和霉变的食品，那么患癌的可能性就会大大降低。另外，培养活泼开朗的性格，坚持体育锻炼，提高机体抗病能力，定期健康查体等都是预防癌症的积极方法。

（二）低估酒精的致癌作用

一项包括 29 个国家、29 925 名成年人参与的国际性调查显示，在高收入国家，人们往往低估酒精的致癌作用，有 42% 的人认为饮酒不增加致癌的风险。与此相比，低收入国家有 15% 的人、中等收入国家有 26% 的人持相似观点。在高收入国家，有 59% 的人认为蔬菜水果摄入不足比饮酒过量更危险。而实际上研究结果显示，蔬菜水果的保护作用并不及酒精的危害作用。

（三）精神压力和空气污染的作用被夸大

在高收入国家，有 57% 的人认为精神压力的致癌作用比酒精强，有 78% 的人认为空气污染是比酒精更强的致癌危险因素。而实际上，并没有证据显示精神压力是癌症的危险因素。空气污染与酒精相比，也只是一个较弱的危险因素。

（四）行为因素危险被低估

UICC 主席希尔认为，人们低估了行为因素（过量饮酒、肥胖）的危险，夸大了环境因素（压力、空气污染等）的致癌作用，这对今后开展癌症相关教育具有启发意义。相关人士还应该加强对行为危险因素的宣传，促使人们认识到改变生活方式对降低癌症风险的重要性。

（五）癌症＝绝症

在中低收入国家，人们对癌症的认识更加悲观。在低收入国家，有 48％的人认为癌症没有什么治疗方法，患癌症等同于被判死刑。在中等收入国家，39％的人持相同看法。与此相比，高收入国家仅有 17％的人有此看法。这种错误的看法有可能影响到人们参与癌症筛查的积极性，从而不利于癌症早期发现和治疗。

四、癌症的饮食预防

通过前面的知识介绍，我们了解了一些关于癌症的初步知识，知道这种疾病虽然听起来可怕，但是却能通过日常的行为改变和饮食调整得以预防。相关研究表明，良好的膳食营养不仅具有潜在的预防癌症作用，而且能抑制癌症细胞的增生，在一定程度上起到积极的治疗作用。蔬菜和水果是天然的抗癌食品，其防癌和抗癌的机理主要是由于它们含有丰富的维生素和矿物质。具有防癌作用的食物有：苹果、橘子、猕猴桃、杏、大蒜、韭菜、卷心菜、菠菜、白菜、西红柿、香菜、蘑菇、芹菜、茄子、白萝卜、芦笋、南瓜、花椰菜、胡萝卜、紫菜、海带和绿茶等。世界癌症研究会和美国癌症研究会专家小组提出了 14 条膳食建议：

（1）以植物性食物为主，多吃蔬菜、水果、豆类和粗加工淀粉性主食。

（2）维持适量体重。成人期体重增加应限制在 5 公斤以内。

（3）保持体力活动。每日应从事相当于步行 1 小时的体力活动，每周至少做 1 小时较剧烈的运动，有助于减少某些癌症尤其是结肠癌的危险。

（4）每日应吃 400～800 克水果蔬菜，品种要多，特别是深色蔬菜和富含维生素 C 的水果。

（5）吃多种来源的淀粉和富含蛋白的植物性食物，少吃精制糖和加工食品。

（6）建议不要饮酒，尤其反对过度饮酒。孕妇、儿童和青少年不应饮酒。如果饮酒，应尽量减少用量。

（7）如果吃肉，每日红肉的摄取量应低于 80 克。

（8）脂肪和油的摄取量不应超过摄入总量的 30％，限制动物脂肪的摄入。

（9）成人每天用盐不超过 6 克，少吃腌制食物。

（10）注意防止食物霉菌污染，不要吃霉变的食物。

（11）未吃完的食物要冷藏，以免腐败变质。

（12）对食品添加剂、农药及残留量以及其他化学污染物制定并监测安全限量，在经济不发达、食品安全法不健全的国家尤其要注意。

（13）不吃烧焦的食物。少吃在明火上直接烧烤的鱼和肉，少吃熏、腌腊肉。要用较低的温度烹调鱼和肉。

（14）如能遵循上述建议，一般无须服用营养补充剂，而服用营养补充剂对减少癌症危险并无帮助。

　　在学校健康教育的开展过程中,有一种较为成功的教育模式,叫作知信行理论,它把人类的活动变化划分成三个不间断的阶段,分别是获得知识、产生信念和变成行为。认知是产生态度和信念的基本,积极的信念与态度是行为变化的力量。这一章的内容,帮助我们初步认识了四种与营养相关的疾病——缺铁性贫血、肥胖症、糖尿病、癌症,了解了健康的生活方式和饮食习惯的重要性,进而对自己的行为和生活方式进行反思并积极调整,形成健康的生活方式,这也是学校开展营养与健康教育的目的。

下篇

心理健康篇

第三章　大学生心理健康概述

心理健康是现代社会人们普遍关注的热点议题之一。大学生拥有良好的心理健康状态，既是我国高等教育的重要目标和教育内容，也是大学生生活、学习和社会交往能够正常进行的必要条件。但是，什么是健康、什么是心理健康、健康与心理健康的关系、如何维护和提升自己的心理健康，对于很多大学生来说，还是模糊的概念，且缺少具有科学基础的操作性策略。本章旨在厘清相关概念及其相互关系，描述大学生心理健康状况的特点，引介评估自我心理健康的途径和方法，督促大学生形成主动寻求心理服务的意识。

第一节　健康与心理健康

健康不是一切，但没有健康就没有一切。如果一个人失去了健康，他所拥有的和正在创造的，都将统统失去。可以说，在现代社会中，健康是人的基本权利和宝贵财富，也是生命存在的最佳状态。维护健康，首先需要探讨其内涵，在理解的基础上，调整自己对健康的认知与行为方式，促使我们的健康处于持续的积极状态。

一、健康与心理健康的内涵

（一）健康的含义

过去，人们将健康理解为"身体没有疾病的状态"。但是，生活经验一再告诉我们，那些没有生病、身体强壮的人并不一定是健康的。

1946年，正式成立的世界卫生组织在其宪章中明确指出，"健康不仅是没有病和不虚弱，而且是生理、心理和社会功能三方面的完满状态"，刷新了人们既有的健康观，引发了人们对心理健康、社会适应与健康的关系的进一步思考与讨论。

1978年，世界卫生组织提出了10条健康评估的参考标准，内容包括：①精力充沛，能从容不迫地应付日常生活和工作的压力而不感到过分紧张；②精神状态正常，没有抑郁、焦虑、恐惧发作等症状；③合理饮食，善于休息，睡眠良好；④应变能力强，能适应环境的各种变化；⑤能够抵抗一般性感冒和传染病；⑥体重适当，身材均匀，站立时头、肩、臂位置协调；⑦眼睛明亮，反应敏锐，眼肌轻松，眼睑不发炎；⑧牙齿清洁，无空洞，无痛感，牙龈颜色正常、不出血；⑨头发有光泽，无头屑；⑩肌肉、皮肤富有弹性，走路轻松有力。其中前4条属于心理健康的内容，其余6条属于生理健康的内容。

到1989年，世界卫生组织更新了健康的定义，将其定义为"在生理健康、心理健康、社会适应良好和道德健康四个方面皆健全"。就生理健康而言，从健康的主体来看，健康包括群体健康和个体健康,前者可以通过平均寿命、患病率、就诊率和死亡率等综合指标来衡量;后者则主要看个体主要生理系统、脏器和组织的结构和功能是否正常。心理健康是指个体在认知、情绪情感、意志和行为等方面的健康状态,主要表现为:具有与年龄相符的智力水平、积极稳定的日常情绪状态、坚定的意志力,以及良好的性格与人际交往等。生理与心理的健康,其标志之一就是个体能够良好地适应所处的社会环境,并在社会互动中实现人生价值。道德健康指的是不能损坏他人的利益来满足自己的需要,个体应按照社会认可的道德标准和行为方式来指导自己的思维和行动,具有能辨善恶的观念和能力。

据世界卫生组织的调查结果显示,各种损害健康的致病因素中,个人生活方式占比高达六成。不良生活方式导致的疾病,已成为影响世界人民健康的大敌。生活方式病也叫作文明病,与人类文明发展的水平及进步速度密切相关。饮食和运动是促进人们健康的主要因素,但是现代生活方式中不关注营养卫生、不平衡的膳食、烟草酒精的滥用、缺乏每日适量运动和充足睡眠等,是产生现代生活方式病的主要原因。

因此,为了维护自我健康,需要人们平衡膳食、适量运动、戒烟限酒,以及心理平衡。心理平衡主要涉及心理健康的内容,它既是健康的重要组成部分,也是影响个体健康的内在要素,也是大学生健康成长与职业发展的必要条件,也是大学生心理健康教育的主要目标之一。

(二)心理健康的内涵

由于社会和经济发展水平、文化背景等因素的影响,人们对于心理健康(mental health)的认识还不尽一致。心理健康概念的提出与实践也不过是100年左右的时间,对于生活在贫困时代或挣扎于温饱线的人们来说,心理健康是奢侈品;对于发展中国家或中产阶层来说,是生活的点缀品;而对于发达国家和中上阶层人士来说,则是生活的必需品。美国心理学家卡普兰曾说过:"许多人都试图定义心理健康,但是这是一个混合的领域,难于给以精确定义,它不仅包含知识体系,也包含生活方式、价值观念,以及人际关系的质量。"

1946年,第三届国际心理卫生大会提出"心理健康是指在身体、智能以及情绪上能保持同他人的心理不相矛盾,并将个人心境发展成为最佳的状态",高度强调个人体验,并给出了心理健康的评估标准:①身体、智力、情绪十分协调;②适应环境,人际关系中彼此能谦让;③有幸福感;④在职业工作中,能充分发挥自己的能力,过着有效率的生活。

《不列颠简明百科全书》将心理健康界定为个人心理在本身及环境条件许可范围内所能达到的最佳功能状态,但不是十全十美的绝对状态。心理学家英格里希主张,心理健康是一种持续的心理状态,当事者在那种状态下能做出良好的适应,具有生命的活力,且能充分发展其身心的潜能。这乃是一种积极的丰富的状况,不只是免于心理疾病而已。日本学者松田岩男认为,心理健康是指人对内部环境具有安全感,对外部环境能以社会认可的形式适应的这样一种心理状态。

综合已有的关于心理健康的描述和界定,我们认为,心理健康可以从状态、过程、结果和能力四个方面来理解。①心理健康是一种状态。首先,同身体没有疾病才算健康的基本条件一样,心理健康的首要表现是没有心理疾病;其次,心理健康意味着我们具有积极发展的心理状态,能够消除不健康的心理倾向,使自己的心理发展总是处于与社会角色、年龄和情境匹配的最佳状态。②心理健康是一种过程。既然心理健康是个体的身心状态,这一状态又受到环境等诸多因素的影响,那么维护这种积极适应环境的心理状态,需要一个动态调整的过程,从这个意义上来看,心理健康表现为个体通过不断调整以达到积极适应的过程。③心理健康是一种结果。从过程性调整的结果来看,在某个事件点或者时间段,个体的心理健康总是相对稳定的,是个体适应环境的结果,那些有着良好认知、积极应对方式、善于自我调控的个体,总是表现出更好的适应结果,以及好的心理健康状态。④心理健康是一种能力。心理学研究显示,一定社会历史条件下,特定年龄阶段的个体,总是遭遇相似的发展困境和问题,在解决这些发展任务的过程中,有的个体总是善于自我调整,或者倾向于主动求助,更好地利用支持系统与资源,所以在调整与适应的过程中,表现出适应快、效果好的特征,而个体之间稳定的认知与行为倾向差异是主要原因,就像某些个体尽管也会感冒,但是总能更快很好地恢复健康状态一样,可以说心理健康是个体的一种能力。

(三)心理健康与心理卫生的区别与联系

心理健康与心理卫生是一种目标与手段的关系。心理健康是一种功能状态,提升这种功能状态的功能水平及其稳定性,正是心理卫生工作的重要目标。我们在使用心理卫生一词时重在强调一种专业服务体系,包括一切旨在改进和保持心理健康的措施。

(四)心理健康的实质

适应是心理健康的本质,表现为个体社会适应与个性发展的统一。个体对环境的适应,是一个能动的过程,其中个体不断调整自身与环境之间的关系,从而使两者达到新的平衡。从内部机制来看,心理健康是个体心理调节机制的建立与完善的过程,其适应状态的结果可以作为衡量个体心理健康状况的外在指标。

二、心理健康的评估模型与标准

(一)自我体验标准

如人饮水,冷暖自知。如果当事人自觉痛苦、抑郁则处于不健康状态。如前所述,心理健康既是一种能力,也是自我调适的过程,虽然可通过观察外部行为等方式来推测个体的心理健康状况,但是作为一种个体体验,在特定情境中,个体对内外部环境的感知、理解、行为决策与情绪体验,是主体之外的人难以准确把握的,就像缸中游弋的金鱼、翩翩起舞于花间的蝴蝶,或者是一个沉浸于自我世界的孩童。因而,是体验到快乐还是痛苦、是心理健康还是不健康等,首先要看个体的自我觉察与反思。但是,一个由于器质性病变所致的精神病患者,尽管可能整天手舞足蹈,笑个不停,我们也不会认为他是心理健康的。所以,心理健康的标准还需要考虑外部因素。

(二)社会学模型

社会学模型认为,每个社会都有某些被大多数人所接受的行为标准,只要个人行为符合这些公认的社会行为规范,就是健康的,否则就是异常的。显然,心理健康受到社会和经济发展水平、文化背景等因素的影响,一个时代或一种文化中的某些行为,是被容忍或者视为正常的,换一个时代或者文化背景,则有可能被认为是有问题的。如,中国古代文化中不乏同性恋的描述,在个别历史时期还是文人的一种时尚,后来被普遍认为是变态的,甚至是一种流氓罪;当然,随着时代发展,人们对于同性恋的态度也在发生变化,变得更为包容和尊重其多样性。

(三)测量学/众数模型

测量学/众数模型遵循众数原则,主要利用统计学的方法,对大规模的取样人群进行测量分析,以得到"正常"人的心理健康状况常模,然后把当事人的心理健康状况与常模进行比较,如果该结果在正态分布(钟形曲线)均值左右1.96个标准差、占总面积95%的范围内,则属于正常,剩余5%的则属于非正常状态。也有运用符合心理测量学标准的量表,受测者得分超过每个项目的切分值(如1~5级评分的项目,3分就是切分值),或者超过一个约定的标准(如焦虑自评量表或抑郁自评量表分别以50分和53分为切分值),那么就可以判定为阳性结果。该模型过于机械和绝对化。一方面,没有证据显示所有的心理特征都完全符合正态分布;另一方面,偏离常态并不意味着就有问题,现实中存在极端健康与极端不健康的情况,我们也很难将一种水平与另一种水平在临界线附近区分出来。

(四)医学/病理模型

医学/病理模型"将越轨行为的根源定位于个体自身,推定导致行为越轨的原因为病理的、体质的、器官的,或者偶尔为心因性的",个体心理的问题被定义为疾病,有潜在的病理基础,需要通过医疗手段进行治疗。虽然,这一标准较为客观准确,争议较少,但在实际操作中适用范围狭窄,主要用于临床筛选严重的心理障碍患者。问题是,现实中多数心理障碍和心因性精神病很难查出生理上的器质性病变,当这些异常症状检测出来时,说明当事人的心理健康已受到比较严重的损害,会使治疗被动、消极。研究者们也发现,器质性的损害,会将个体暴露于致病的风险中,社会要素对其最终结果发挥着重要作用。

(五)适应模型

适应模型以个体生活适应状况作为标准。善于适应生活者为正常,生活适应困难者则为异常。个体只要能以自己的方式正常或良好地适应心理生活和社会生活,都应被视为心理健康的人。具体来说,心理异常通常表现为:①行为造成生理上的伤害;②行为带来情感上的痛苦;③行为严重妨碍其日常生活;④脱离现实并无法控制其思想或行为。但是,正如美国人本主义心理学家马斯洛所认为的,如果一个社会中占主导地位的文化条件本身是异常压抑人性的,在此条件下的大多数人就不可能顺其本性发展,而成为"适应良好的奴隶"。那么依据适应模型判定为心理健康的人,实际上是不健康的。

实际上,马斯洛认为心理健康的人是其内在本性发展得最为充分的自我实现的人,并和密特尔曼给出了11条具体的心理健康标准:①具有适度的安全感;②具有适度的自我评价;③具有适度的自发性与感应性;④能与现实环境保持良好的接触;⑤适度地接受个人的需要;⑥有自知之明;⑦能保持人格的完整与和谐;⑧有切合实际的生活目的;⑨具有从经验中学习的能力;⑩在团体中能与他人建立和谐的关系;⑪在不违背团体的原则下能保持自己的个性。同属人本主义心理学家的罗杰斯提出,机能充分发挥型人应该具有接受自身体验的意愿、对自我的信任、自我依赖和作为人而继续成长的意愿四种特征。

最后,需要注意的是,一个人心理是否健康与是否有不健康的心理和行为并不是一回事,如同正常人都会有生病(不适应)的情况发生,但是不影响我们在大多数时候表现出积极适应的一面,而如果总是有不健康的心理(如自动化的负性思维、敌对)和行为(如反社会、攻击)等,那么就需要特别注意了,而且我们建议尽早主动向专业人员求助。

三、心理健康评估的途径与方法

(一)心理评估的含义

学校情境中,心理评估是依据用心理学方法和技术搜集得来的资料,对学生的心理特征与行为表现进行评鉴,以确定其性质和水平并进行分类诊断的过程。它是有针对性地进行心理健康教育的依据,是检验心理健康教育效果的手段,也是学生自我认识的途径。心理评估既可采用标准化的方法,如各种心理测验,也可以采用非标准化的方法,如评估性会谈、观察法、自述法等。

(二)心理评估的两种参考架构

疾病模式的心理评估旨在对当事人心理疾病的有无以及心理疾病的类别进行诊断。健康模式的心理评估旨在了解个体健康状态下的心智能力及自我实现的倾向,关注的是人的潜能和价值实现的程度、心理素质改善的程度。

(三)主要的心理评估方法

1. 心理测验

心理测验是一种特殊的测量,是测量一个行为样本的系统的程序。测验通过测量人的行为,去推测受测者个体的智力、人格、态度等方面的特征与水平。按照所要测量的特征大体上可把心理测验分成认知测验、人格测验和神经心理测验。需要注意的是,各种标准化的测验,特别是智力测验的施测与解释,要求由经过专门培训的施测人员来进行。教师在选择测验时,需要充分考虑测验的意图、测验的适用年龄、测验的方式和性质等。在对测验结果的解释上,更要谨慎从事,不能迷信测验分数,更不能把某一次测验的分数当作教学决策与评判学生的唯一依据。

2. 评估性会谈

评估性会谈是心理咨询与辅导的基本方法。教师通过评估性会谈既可以了解学生的心理与行为,也可以对学生的认知、情绪、态度施加影响。这种会谈法的优点有:在会谈中可以当面澄清问题,以提高所获得资料的准确性;通过观察会谈过程中双方的关系及学生的非言语行为,可以获得许多重要的附加信息。

第二节　为什么要关注心理健康

心理健康在个体感知世界、情感体验、行为决策与执行等方面发挥主导作用,是大学生适应大学生活、谋求职业发展的心理基石。如果没有健康的心理,我们就不可能在学习、工作和生活中发挥个人潜能,取得成就和发展。保持身心健康是把握人生道路,创造有价值人生的基本前提。

一、心理健康与生理健康

从现代意义上大健康的概念来看,心理健康和生理健康都是健康的重要内容,处于同等重要的地位。实际上,两者之间还有更为复杂和密切的内在联系。生理健康是心理健康的物质基础,心理健康是生理健康的精神支柱。良好的心理状态可以使生理功能处于最佳状态,反之则会降低或破坏某种功能而引起疾病。身体状况的改变可能带来相应的心理问题,生理上的缺陷、疾病,特别是痼疾,往往会使人产生烦恼、焦躁、忧虑、抑郁等不良情绪,导致各种不正常的心理状态。总体来看,生理健康与心理健康之间是互为因果的辩证统一关系。

(一)生理健康对心理健康的影响

1. 积极方面

生理健康意味着人们机体各系统和组织的结构与功能正常,体内激素分泌和水平稳定,个体有足够的精力和活力,这种条件下,各种感官将内外部刺激源源不断地输入大脑,大脑能够高效地对这些输入信号做出基于经验的理解,以调整自己的认知和行为,适应外部世界和内在状态的改变。健康的生理,还可以增强个体的体力,扩大其活动范围,加强个体对外部世界的探索,从而激发其活动兴趣。

2. 消极方面

生理健康对心理健康的消极影响,可以在个体出现生理上的轻微不适时表现出来,但比较明显的是表现在个体生理上的病变对个体心理健康的影响。主要表现在:

(1)个体大脑器质性病变的影响。大脑外伤、感染、器质性病变等,会导致个体自我意识受阻、智力活动效能下降,以及行为失控,如阿尔茨海默症(俗称老年痴呆症),就是由于退行性病变,大脑萎缩带来的结果。

(2)内分泌系统失调的影响。如,甲状腺主要分泌甲状腺激素,通过体液调节机体的新陈代谢,甲亢导致甲状腺激素分泌过多,新陈代谢加快,导致个体容易产生紧张、情绪激动、焦虑不安;反之则代谢过程减慢,个体心智反应迟滞,容易出现悲观和抑郁等消极否定性情绪。女性更年期和产后抑郁症就是最典型的情况。

(3)其他疾病的影响。疾病会导致人们情绪稳定性下降、对外界缺乏兴趣、受暗示性增强、敏感多疑等,那些长期的疾病,很可能会导致这种暂时的心理异常演变成不可逆的心理障碍。

(二)心理健康对生理健康的影响

著名心理学家巴甫洛夫曾说过:"忧愁、顾虑和悲观,可以使人得病;积极、愉快、坚强的意志和乐观的情绪,可以帮助人们战胜疾病,使人强壮和长寿。"维护和提升心理健康水平,可以稳定体内激素水平,调动体内兴奋性神经递质发挥正向调节作用,更好发挥免疫系统的功能,预防和减少心身疾病的发生,还可以增强病程期个体战胜疾病的勇气和信心,加速健康状态的恢复速度。

来自国内的资料显示,在综合性医院的初诊病人中,有近1/3的患者所患的是与心理因素密切相关的躯体疾病。美国家庭医学会的报告说,心理状况不佳会削弱身体免疫力,让人更容易罹患"心身疾病",其显著特征是:①心理社会因素在疾病的发生与发展过程中起重要作用;②表现为躯体症状,有器质性病理改变或已知的病理生理过程;③不属于躯体形式障碍。常见的如癌症、高血压病、神经性皮炎、肌肉疼痛、神经性咳嗽、偏头痛、胃溃疡、原发性痛经、睡眠障碍、口腔溃疡和肥胖症等,都属于心身疾病。性格内向,经常压抑自己的愤怒和不满的人,易患癌症。性格的不同也影响着疾病的发展变化,如性格乐观开朗的人,得病后容易康复,甚至有的癌症患者因性格乐观开朗,不经治疗而自行痊愈。

生活方式改变导致压力增加和其他心理健康问题。压力、焦虑和抑郁会导致睡眠障碍、消化不良、后背疼痛、头痛和疲劳等生理问题。身体释放压力激素会增加血压,并诱发愤怒、好斗、恐惧或其他负面情绪。在压力大、心理失常或感觉情绪低落时,也容易让人患病和不愿意运动。威尔士班戈大学进行的研究就发现,在锻炼前心理疲劳的人很快耗尽体力,而之前放松的人做同样锻炼却感觉很轻松。

二、心理健康对大学学习和生活的意义

1. 有利于大学生积极地融入社会生活

心理健康的人能够客观地认识和评价自己,能够悦纳自己,也能接纳别人,在和各种人的交往中既能热情、宽容,又能把握自己,有理有节,容易获得和谐的人际关系,还能在复杂的社会条件下找到与社会相适应的生活道路。

2. 有利于大学生智力与个性的和谐发展

心理健康与大学生的成就、贡献、成才关系重大,是大学生全面发展的基本要求,也是将来走向社会,在工作岗位上发挥智力水平、积极从事社会活动和不断向更高层次发展的重要条件。心理健康的个体,能正视现实,展望未来,有强烈的自我发展倾向。心理健康可以使大脑处于最佳状态,更好地发挥大脑功能,有利于开发智力,充分发挥各种能力,有利于个性的和谐发展。

3. 心理健康影响社会安定和发展

社会或集体中人际关系的和谐是社会安定的一个重要条件,个体心理健康直接影响到人际关系的建立,对整个社会或集体的安定有很大的影响;社会要发展,集体要前进,必须是一个高效率的社会或集体,社会或集体成员的心理健康不仅影响其自身的工作效率,而且影响到社会或集体活动的效率,一个有高度精神文明的高效率社会或集体,必然是高速向上发展的社会或集体,其间,社会或集体成员的心理健康水平有着极其重要的意义。

三、当代大学生心理健康状况

2002年由卫生部主持召开的青少年心理健康问题座谈会上,报告显示我国大学生心理障碍检出率达16%,因为精神疾病休学的人数占因病休学人数的37.9%,由此导致退学的占因

病退学总数的 64.4％。总的来看,大学生总体心理健康状况是好的,但是情况不容乐观。心理健康不佳者呈上升趋势,心理健康问题是造成大学生退学、自杀的主要原因,独生子女大学生心理障碍突出。以下是大学生常见的心理问题和困扰。

1. 生活适应问题

生活适应问题在大学新生中较为常见。来到大学后,除了未考入理想学校带来的心理落差,大学与中学生活在紧张度方面的巨大差异,还在自我认知、同学交往和校园生活环境等方面面临着全面的调整适应,但是之前又缺乏相应的训练,因而容易表现出适应的问题,少数学生对大学的适应贯穿整个大学生活。

2. 学习问题

进入大学后,部分学生由于缺乏学习和生活的自我管理能力,未能将中学"要我学"转变为"我要学",加上大学师生关系的亲密度远低于中学阶段,课程繁多,授课进度快,实践活动多等,部分学生学习压力大,缺乏学习兴趣,学习方法和习惯调整慢,导致出现学业困难,自信心上倍受打击,出现心理问题。

3. 人际交往问题

人际交往是大学的重要课题,学会处理人际关系是适应大学生活和环境、担当社会角色、形成健全人格的基本途径。进入大学后,由于大学生个性心理特征、待人接物的态度等个体差异,加上青春期固有的闭锁、羞怯、敏感和冲动等心理,以及社会人际关系的复杂,大学生常常在人际交往中受挫,出现对己、对人的认识偏差,表现出交往不适症状,如宿舍人际关系紧张、与异性交往困难等。也有担心被人轻视,而不敢交往,沟通困难,由此导致压抑和孤独。

4. 恋爱与性的问题

经过青春期的发育和成熟,恋爱与性成为大学生活不可回避的重要问题。就现实情况来看,由于青春期性教育缺失,对性成熟缺乏心理准备,对异性的神秘感、恐惧感和渴望感交织在一起,大学生通常会遇到恋爱困难、恋爱失败、无防护性行为及早孕等问题。

5. 职业发展问题

一方面,社会与经济快速发展,职业的分化与整合还在加剧;另一方面,报考专业时跟着感觉走,进入大学发现所学非爱,专业课程设置滞后于就业市场需要,缺少针对性的职业生涯发展指导和实践机会,以及面临全国范围内的大学生就业压力。那些心理素质不高,对自己职业发展缺乏规划,执行力差的学生,常常悲观泄气、消极处世,可能纵情于网游或恋爱而不能自拔,影响了自己的专业知识与技能学习,在毕业后缺乏市场就业竞争力。

第三节 大学生如何维护和提高心理健康

一、科学、全面地了解自我的心理健康状况

"认识自我"这句镌刻在古希腊德尔菲神庙里唯一的碑铭,犹如一把千年不熄的火炬,表达了人类与生俱来的内在要求和至高无上的思考命题。古希腊智者苏格拉底也认为,"认识自

己"是人类的最高智慧。世界上最难了解的人不是别人,恰恰是自己。人们常说:"人贵有自知之明。"只有正确认识自己,客观地评价自己,并愉快地接纳自己,才能发展自己,成就自己,实现人生价值。

1. 以全面和发展的眼光看待自己

我们既要认识自己的外在形象(如外貌、衣着、举止、风度、谈吐),又要认识自己的内在素质(如学识、心理、道德、能力等);既要看到自身的优点和长处,又要看到自己的缺点和不足。面对纷繁复杂的人生世界,如果你把目光都集中在痛苦、烦恼上,生命就会黯然失色;如果你把目光都转移到快乐之中,你将会得到幸福。只看到自己的缺点、不足,你将会悲观失望,停步不前;看到自己的优点、长处,你将会充满信心,迎接生活的挑战。

事物总是发展变化的。俗话说"士别三日,当刮目相看",我们每个人也都是在不断发展变化的,我们的优点和缺点也是如此。因此,我们必须要用发展的眼光看自己,及时发现自己的新的优点和新的缺点,通过自己的努力,争取变缺点为优点,不断改正自己的缺点来完善自己。

2. 通过自我观察和他人评价认识自我

1)自我观察

自我观察是我们自己教育自己、自我提高的重要途径。一是自身外表和体质状况的观察,包括外貌、风度和健康状况等方面的观察。二是自我形象的观察,主要是对自己在所生活的集体中的位置和作用、在公共生活中的举止表现以及社会适应能力等的观察。三是自己的精神世界的观察,包括对自己的政治态度、道德水平、智力水平、能力、性格、兴趣、爱好、特长等方面的观察。要认识自己,我们必须要做一个有心人,经常反省自己在日常生活中的点滴表现,总结自己是一个什么样的人,找出自己的优点和缺点。

2)他人评价

文学家苏轼写道:"不识庐山真面目,只缘身在此山中。"认识自己有时候的确比较难,一般来说,当局者迷,旁观者清,周围的人对我们的态度和评价能帮助我们认识自己、了解自己。我们要尊重他人的态度与评价,冷静地分析。对他人的态度与评价我们既不能盲从,也不能忽视。

3. 悦纳自我

悦纳自我是发展健康的自我体验的关键和核心。具体来说,积极悦纳自我要求做到:

(1)接受自己,喜欢自己,觉得自己独一无二,有价值感、自豪感、愉快感和满足感。

(2)性情开朗,对生活乐观,对未来充满憧憬。

(3)平静而又理智地看待自己的长处和短处,冷静地对待自己的得与失。

(4)树立远大的理想,激励自己不断克服消极情绪。

(5)既不以虚幻的自我补偿自己内心的空虚,也不消极回避、漠视自己的现实,更不以怨恨、自责以至厌恶来否定自己。

悦纳自我首先要接纳自己,喜欢自己,欣赏自己,体会自我的独特性,在此基础上体验价值感、幸福感、愉快感与满足感;其次是理智与客观地对待自己的长处与不足,冷静地看待得与失。在生活中注重自我,自我意识是将注意力集中于自我的一种状态。积极的策略是:关注你自己的成功,并将优势积累,每个人身上都有着无数的闪光点,重点在于寻找你自己的闪光点并将其构成亮丽的人生风景线。

4. 关注和了解自己的心理健康状况

在专业人士的指导下,通过人格、气质、性格优势、心理韧性、焦虑、抑郁等量表测试,来了解自己的心理健康状况。需要注意的是,心理健康是一种状态性的,暂时的消极心理健康状况可以通过自助或求助专业人士的方法得以化解或解决。因而,在测试过程中,要特别注意测量工具的填写指导语,注意时间范围,另外特别要注意对结果的解释,我们强烈建议在专业人士的指导下进行自我测试。

二、主动学习心理健康相关的知识与技能

主动学习心理健康相关知识与技能,是大学生维护和提升自我心理健康的主要途径。学习的内容应该包括:①心理健康的概念、评估方式、判断标准;②大学生身心发展的年龄特征;③常见心理问题的类型、原因分析与应对策略;④心理测量工具的选择和使用方法;⑤向专业人士求助的主动意识。

三、发展良好的人际关系

人际关系是现代社会、职场、生活中重要的组成部分,良好的人际关系也是维护大学生心理健康的重要支持系统。那么,如何发展与建立良好的人际关系呢?

1. 建立良好的第一印象

(1)注意仪表美。人的仪表,包括相貌、穿着、仪态、风度等,都是影响人际交往的因素。人们总是倾向于觉得仪表有魅力的人更活泼愉快,更友善合群。衣着整洁、大方,仪表举止自然会给人一种亲近感;反之,过分修饰,则会给人一种不合宜的印象。

(2)运用"SOLER"技术。S(sit)代表坐要面对别人,O(open)表示姿势要自然开放,L(lean)的意思为身体微微前倾,E(eyes)代表目光接触,R(relex)表示放松。心理学家发现,在社交场合,有意识地运用 SOLER 技术,可以有效地增加给别人的好感,让别人更好地接纳,给人留下良好的第一印象。

(3)待人要真诚热情。一般情况下,交往双方总是先接受说话的人,然后才会接受对方陈述的内容。因此,对人讲话时,态度应该诚恳,要避免油腔滑调、高谈阔论、哗众取宠、垄断话题,否则会使人感到不愉快。实事求是,态度热情,往往给人一种信赖感、亲近感,这有利于交往的继续深入;反之,如果言不由衷,转弯抹角,态度冷淡,则给人一种虚假、冷淡的感觉,交往很难再深入下去。

(4)做一个忠实的听众。每个人都需要有自我表现的机会。在初次交往中,有效地表现自己固然重要,但做一个耐心的听众,鼓励别人多谈他们自己,同样是不可少的。

当然,要给别人留下良好的第一印象,还受许多其他因素的影响,比如讲信用、守时间、文明礼貌,等等。

2. 主动交往

在现实生活中,有许多人尽管与人交往的欲望很强烈,但仍然不得不常常忍受孤独的折磨,他们的友人很少,甚至没有友人,因为他们在社交上总是采取消极的被动的退缩方式,总是

等待别人来首先接纳他们。因此，虽然他们同样处于一个人来人往、熙熙攘攘的世界，却仍然无法摆脱心灵的孤寂。要知道，别人是不会无缘无故对我们感兴趣的。因此，我们要想同别人建立良好的人际关系，建立起一个丰富的人际关系世界，就必须做交往的主动者，处于主动地位。我们应少担心，多尝试。

3. 关心帮助别人

患难识知己，逆境见真情。当一个人遇到坎坷，碰到困难，遭到失败时，往往对人情世态最为敏感，最需要关怀和帮助，这时哪怕是一个笑脸，一个体贴的眼神，一句温暖的话语，都能让人感到振奋。因此，当他人陷入困境时，你能伸出援助之手，帮助困难者，安慰失意者，可以很快赢得别人，建立起良好的人际关系。如果对别人漠不关心，麻木不仁，小心吝啬，怕招引麻烦，交往很可能因此而中止。

4. 说话办事学会换位思考

日常言语、行动都要先换位思考，站在对方的立场与角度想想说出的话、做出的事是否被他人接受？对方会如何表态？会如何想？在说话的时候，一定要确认内容经过了大脑核查，想好了再说。要知道，话一旦说出来，就没有办法再收回去，俗话说，说者无意，听者有心。

四、主动寻求专业心理服务

求助心理老师或心理咨询机构，获得心理咨询知识。心理老师具备较雄厚的理论功底和生活实践经验，对学生所面临的心理问题具有良好的解答方式和处理技巧。大学生在必要时可求助于有丰富经验的心理咨询医生或长期从事心理咨询的专业人员和心理老师。心理咨询是指通过人际关系，运用心理学方法和技巧，帮助来访者自强自立的过程。从心理咨询具有治疗功能的角度来说，心理咨询属于心理治疗，作为一种治疗方法和治疗手段，心理咨询的对象主要是正常人和有轻度心理障碍的人。通过咨询者与来访者的交谈，针对求询者的各种心理适应和提出的问题，帮助来访者正确地认识到自身心理问题的根本原因，引导来访者更为有效地面对现实，为来访者提供建立新型人际关系的机会，增加来访者的心理自由度，帮助来访者改变过去的心理异常，最终恢复健康的心理。心理咨询兼有心理预防和心理治疗功能，通过心理咨询，能为咨询对象创设一个良好的社会心理环境和条件，提高其精神生活质量和心理效能水平，以实现降低和减少心理障碍，防止精神疾病，保障心理健康的目的。

五、体育运动

精神现象是以大脑为其物质基础的，如果不关心整体的健康状况，孤立地关心精神健康，是无从获得成效的。古希腊伟大思想家亚里士多德说："生命在于运动。"这是由于大脑是需要更多的氧和血液灌注的器官，而体育锻炼对中枢神经系统和内分泌都有良好的刺激，能改善代谢，活跃氧化过程。改善循环和呼吸功能，使精神振奋，是大脑积极休息的最好办法。特别是患有慢性疾病的人，做一些力所能及的体育活动，有利于疾病的治疗和健康的恢复。"运动就其作用来说，几乎可以代替任何药物，然而，世界上一切药物都代替不了运动的作用。"

第四章　人际沟通,团队协作

第一节　理论探讨

一、人际沟通的原理探讨

(一)首因效应和近因效应

1. 首因效应和近因效应的实验

美国心理学家卢钦斯(A. Ladins,1957)用编撰的两段文字作为实验材料研究了首因效应现象和近因效应。他编撰的文字材料主要是描写一个名叫吉姆的男孩的生活片段,第一段文字将吉姆描写成热情并外向的人,另一段文字则相反,把他描写成冷淡而内向的人。例如,第一段中说吉姆与朋友一起去上学,走在撒满阳光的马路上,与店铺里的熟人说话,与新结识的女孩子打招呼等;第二段中说吉姆放学后一个人步行回家,他走在马路的背阴一侧,他没有与新近结识的女孩子打招呼等。在实验中,卢钦斯把两段文字加以组合:第一组,描写吉姆热情外向的文字先出现,冷淡内向的文字后出现;第二组,描写吉姆冷淡内向的文字先出现,热情外向的文字后出现;第三组,只显示描写吉姆热情外向的文字;第四组,只显示描写吉姆冷淡内向的文字。

卢钦斯让四组被试分别阅读一组文字材料,然后回答一个问题:"吉姆是一个什么样的人?"结果发现,第一组被试中有 78％ 的人认为吉姆是友好的,第二组只有 18％ 的被试认为吉姆是友好的,第三组中认为吉姆是友好的被试有 95％,第四组有 97％ 的被试认为吉姆是冷淡的。

这项研究结果证明,信息呈现的顺序会对社会认知产生影响,先呈现的信息比后呈现的信息有更大的影响作用。

实验还证明,在有两个或两个以上意义不同的刺激物依次出现的场合,印象形成的决定因素是后来新出现的刺激物。例如介绍一个人,前面先讲他的优点,接着"但是",讲了许多缺点,那么后面的话对印象形成产生的效果就属于近因效应。

2. 首因效应和近因效应的作用

那么当沟通者提出两个以上不同的论据(刺激物)时,认知者产生首因效应还是近因效应?1960 年,心理学家 J·怀斯纳的实验证明,这时取决于认知者的价值观念,首因效应和近因效应依附于主体价值选择和评价。如果提出的论据不是当场依次提出,而是间隔了较长时间,那么近因效应发生的机遇则更大些。1964 年,心理学家 C·梅约和 W·克劳克特的实验进一步证明,认知结构简单的人,容易出现近因效应,认知结构复杂的人,容易出现首因效应。有关的学者还指出,认知者在与熟人交往时,近因效应起较大作用;与陌生人交往时,首因效应起较大作用。

(二)人际交往的技巧和策略

1. 谈话的技巧

(1)要选择适当话题。

(2)要讲究对话。真正成功的对话,应该是相互应答的过程。

(3)要及时转移话题。

(4)要注意"小"事。①让先:让别人先说。②避讳:应聪明地避开对方忌讳的话题。③谦虚:应避免过于显露自己的才学。④诚恳:交谈的态度以诚恳为宜。⑤幽默:幽默可为社交增添愉快气氛。⑥口头禅:口头禅固然能体现个性,但语言累赘的口头禅应该割除。

2. 非言语交往技巧

(1)服饰技巧。服饰要整洁美观,要与自己的身份相符,同时需要照顾群体的习惯。

(2)目光技巧。在人际交往中,听讲者应看着对方的眼睛,以示关注。

(3)体势技巧。在人际交往中,注意自己的动作、手势等。

(4)声调技巧。在人际交往中,能否恰当地运用声调,也是能否顺利交往的重要条件。

(5)距离技巧。男性最不喜欢别人占据他对面的座位,女性最不喜欢别人坐在她旁边。在人际交往中,随意闯入对方的个体空间是犯忌的,也是失礼的。在异性交往中,这种空间距离的分寸感尤为重要。

3. 消除同学间误会的策略

(1)心地坦然。发生误会后不妨坦然置之,进行"冷处理"。

(2)气量恢宏。对于那些错怪自己的人,不要怀有怨恨。

(3)寻根溯源。要头脑冷静地分析误会产生的根源,找到症结所在。如果责任在自己一方,不妨"有则改之";如果不在,那也不必着急,因为"时间是澄清误会的良药"。

(4)对症下药。可以与误会者心平气和地面谈,也可转托其他人做解释。

4. 正确对待同学背后议论的策略

(1)端正认识。对正确的议论,我们应虚心听取;对不正确的议论,不妨"左耳进,右耳出",不必耿耿于怀。

(2)我行我素。要敢于正视别人的议论,不怕别人议论,善于从别人的议论中吸取"养料"。

(3)敢于斗争。对那些带有造谣、中伤、诬陷性质的闲话,应及时向教师、家长汇报,争取他们的帮助,向背后议论者提出批评。

(4)善于斗争。爱背后议论别人的人,常常是一些心胸狭隘、浅薄无聊的人。对于这种人,应该本着"与人为善"的态度对待之。

(三)人际关系训练的心理学原理与方法相结合的分析

人际关系是指社会人群中因交往而构成的相互联系的社会关系,属于社会学的范畴,常指人与人交往关系的总称,也被称为"人际交往",包括亲属关系、朋友关系、学友(同学)关系、师生关系、雇佣关系、战友关系、同事关系及领导与被领导关系等。人是社会动物，每个个体均有其独特的思想、背景、态度、个性、行为模式及价值观，然而人际关系对每个人的情绪、生活、工作有很大的影响，甚至对组织气氛、组织沟通、组织运作、组织效率及个人与组织之间的关系均有极大的影响。

"倾听与回馈"是基于格德林的理论，他指出，倾听者能帮助他人按照他自己的复杂经验来形成一种能够促进变化过程的态度。这样，倾听就演化成一种具有"推进变化"作用的措施。这种推进变化的强化方式，在很大程度上依赖于倾听者细心的揣摩，而绝对不是取决于他去直接建议和推动变化。根据卡耐基的观点，人都有被倾听的愿望，而倾听则是对说话者最好的尊重，能使说话者得到最大程度的满足。

二、团队协作的原理探讨

（一）团队协作的心理学效应

1. 社会助长和社会干扰的实验

特利普里特研究发现，别人在场，或群体性的活动，会明显提高人们的行为效率。他让被试在三种情境下，骑车完成 25 英里（1 英里≈1.6 千米）路程。第一种情境是单独骑行计时；第二种情境是骑行时让一个人跑步伴同；第三种情境是与其他骑车人竞赛。结果显示，单独计时情况下，平均速度为每小时 24 英里；有人跑步伴同时，时速达到 31 英里；而竞争情境则无更大改善，平均时速为 32.5 英里。特利普里特在实验室条件下，让被试完成计数和跳跃等工作，也发现了同样的社会助长作用。

一方面，社会助长作用的确广泛存在，它不仅可以引起人行为效率在量上的增加，而且也可以在某些工作上提高行为的质量。但是，另一方面，他人在场或与别人一起工作，并不总是带来社会助长作用。随着工作难度的增加，社会助长作用会逐渐下降，以至最终变为社会干扰。

这个报告引起了社会心理学家极大的兴趣。之后，研究者在哈佛大学进行了一系列这方面的实验。结果证实，一个人工作往往不如一群人一起做同样的工作效率高。也就是说，个体在群体中活动有增质增量的倾向。他们把这种现象称为社会助长作用。

后来的研究发现在容易的工作中，群体背景有明显的社会助长作用；而在困难的无关单词配对的工作上，效果正好相反，群体背景带来了社会干扰，成绩反而不如一人独自完成的情况。

2. 社会助长和社会干扰的分析

扎琼克对社会助长作用和社会干扰作用提出共同的原因解释。他认为，他人在场可以提高人的一般动机水平，而动机水平的提高会加强优势反应。对于简单而熟悉的行为，正确反应占优势，他人在场会加强这种反应，从而提高了行为效率；而个人在完成复杂、困难、生疏的任务时，不正确的反应占优势，他人在场提高动机水平的结果是强化不正确的反应，妨碍任务的完成，所以有阻抑作用。在现实生活中，我们应该根据活动的内容、工作的性质以及个人的特点来安排工作和学习的环境，利用群体情境的社会助长作用，避免阻抑作用，从而提高活动效率。

（二）团体协作的技巧

1. 要有合作精神

不要认为自己无所不能，你时刻需要协作，即使是印一张表格，也得需要文印员帮你的忙。你必须树立合作精神，就像经营自己的婚姻一样对待你的"拍档"，这是你成为一个出色"拍档"的开始。

2. 善于交流

你们毕竟是两个人，知识、能力、经历造成了你们看待同一件事情的不同看法。交流是协调的开始，把自己的想法说出来，听听对方的看法，你要经常说这样一句话："你看这事怎么样？我想听听你的看法。"

3. 积极乐观

心情是可以传染的，没有人愿意和一个愁眉苦脸的人在一起。即使是遇上了十分麻烦的事，也要乐观，你要对"拍档"说："我们是最优秀的，肯定可以把这件事解决，如果成功了，那么我请你喝咖啡。"

4. 接受批评

请把"拍档"当成你的朋友，然后接受他的批评，一个对批评暴跳如雷的人，随便哪个人都会敬而远之。这当然不仅仅指"拍档"，任何不接受批评的人，都不受人欢迎。

（三）团队协作的心理学原理与方法相结合的分析

小溪只能泛起美丽的浪花，它甚至颠覆不了我们儿时用纸叠的小船，海纳百川而不嫌其细流才惊涛拍岸，形成波涛汹涌、壮观和摧枯拉朽的神奇。个人与团体的关系就如小溪与大海的关系，只有当无数个个人的力量凝聚在一起时，才能确立海一样的目标，敞开海一样的胸怀，迸发出海一样的力量。因此，个人的发展离不开团队的发展，个人的追求只有与团队的追求紧密结合起来，并树立与团队一起风雨同舟的信念，才能和团队一起得到真正的发展。

第二节　辅导示范课

一、人际沟通辅导示范课

【活动目的】

（1）认识到友谊的可贵，珍惜友情。

（2）明白在人与人交往的过程中要遵循交互原则。

（3）掌握结交好朋友的一般交往技巧。

【活动目标】

通过本节活动课的辅导，让学生了解自己潜意识当中有哪些人能在最危难的时候帮助自己，从而更加明白对别人真诚、友好、热情、关心等良好品质在人际交往中的重要作用。

【活动道具】 纸、笔、框、话筒、多媒体、带词语的纸条、带情景描述的纸条等。

【注意事项】

(1)活动期间遵守规则；

(2)情景表演时思考尽量多的答案；

(3)"鸡同鸭讲"环节如果抽到自己的问题，请互换；

(4)活动中注意安全。

【活动过程】

1.热身活动：反口令

【活动目的】 让每位学生提高注意力，把注意力集中在课堂上。

【活动说明】

(1)所有参与者围成一个圆圈，手拉手，指挥者站在圆圈中间位置。

(2)第一轮：指挥者说出一个动作指令，由所有参与者说出相同指令，并同时做出相反动作
（如指令"向前一步"：参与者说"向前一步"，同时向后走一步）。

(3)第二轮：指挥者说出一个动作指令，由所有参与者说出相反指令，并同时做出相同动作
（如指令"向前一步"：参与者说"向后一步"，同时向前走一步）。

(4)主要动作指令包括：向前一步、向后一步、向左一步、向右一步等。

(5)有人说错、做错或身体晃动、犹豫都视为错误，两轮的错误者接受"小奖励"。

【引导方向】 遵守规则，快速反应，充分锻炼参与者的信息接收和应变能力，锻炼思维的
敏捷性，快速调动气氛。

【活动时间】 15分钟。

2.主题活动1：鸡同鸭讲

【活动目的】 让同学们认识到沟通的重要性，在欢笑声中体会鸡同鸭讲的尴尬。

【活动说明】

(1)每人发一张纸、一支笔。

(2)每人在纸上写上问题，由领导者把问题收回。

(3)每人重新发一张纸，并在纸上写下问题的答案。

(4)领导者把答案收在一个框里，把问题收在另外一个框里。

(5)领导者让每人抽取一个问题和一个答案。

(6)每个人说出问题，并读出答案。

【活动时间】 35分钟。

3.主题活动2：情景表演

【活动目的】 学习在特殊情况下的具体沟通技能。

【活动说明】

(1)所有的同学分成六组，每组抽一个主题，协商怎样扮演，要思考各种答案。

(2)从第一组同学开始表演，把每种方案都进行展现。

(3)情景：

情景一：某男生在学校遇到一个自己喜欢的女生该怎么搭讪？

情景二:父母强迫自己选择一个自己不喜欢的专业或工作怎么沟通?

情景三:室友之间因为生活作息时间不同而闹矛盾时该怎么去沟通?

情景四:你正埋头干一件急事时,你的一个朋友上门来找你倾诉,这时你该怎么与你的朋友沟通说明?

情景五:老师将一个任务交给你,可是你并不擅长这方面,而有另外的同学擅长这个方面,你想推荐他去,这时你会怎么去与老师沟通?

情景六:坐火车遇到一位有脚臭的中年大叔脱鞋,如何不失礼貌地劝说他穿鞋?

【活动时间】 30分钟。

4. 主题活动3:谁是"卧底"

【活动目的】 训练表达能力。

【活动说明】 将全体同学分为四组,每组有一个人拿到的词语是和其他人拿到的词语不同的,但是非常非常相近。每人每轮只能说一句话描述自己拿到的词语(但不能直接说出那个词语),既不能让"卧底"发现,也要给"同胞"一定的暗示。每轮描述完毕,要选出自己怀疑的"卧底"对象,得票数多的人出局,两个人一样多的话,则继续下轮描述。若"卧底"撑到剩下三人,则"卧底"胜利,反之"大部队"获胜。

【活动时间】 30分钟。

【活动结束】

(1)全体成员唱《远走高飞》。

(2)每个成员或者随机抽取成员分享活动感受。

(3)活动领导者分享自己的感受,以及感谢成员的配合。

二、团体协作示范课

【活动目的】

(1)使团体成员积极融入团体,为团体贡献自己的智慧和力量。

(2)使团体成员间彼此信任,相互协助,提高团队凝聚力。

(3)让团体成员感受到团结的力量,体会到集体的温暖,产生集体归属感和荣誉感,在以后的学习和生活中继续发扬合作精神。

【活动目标】

构建团体关系,融洽团体氛围,建立团体支持的资源,培养团体凝聚力。

【活动对象】 教师教育学院2016级1班31名同学。

【活动时间】 2018年5月4日。

【活动场地】 四川文理学院团体心理辅导教室。

【活动工具】 话筒、音响、计时器、弹珠、水盆、筷子、垫子等。

【注意事项】

(1)活动期间,请同学们注意安全。

(2)请同学们积极配合,融入集体活动,不要为活动而活动。

(3)活动过程中,请集中注意力,禁止玩手机,禁止大声喧哗。

(4)我们会用平和的心态接受督导与指正,谢谢配合。

【活动过程】

1. 热身活动:粘粘草游戏

【活动目的】 调动大家的情绪,营造活跃和轻松的气氛,打破彼此间的距离感,增进亲密度。

【活动说明】 所有人围成一个圈,听指导者发令,如指导者说:"粘粘草。"其他参与成员说:"粘几个?"指导者说:"粘××个。"所有参与者迅速组团,落单者将被贴上小花,最后看谁的小花最多,谁就给大家表演节目。

【活动时间】 活动约5分钟(控制好时间),表演2分钟。

2. 主题活动1:背气球

【活动目的】 调动积极性,发扬团队精神。

【活动要求】 人数30名,3人为一组,共10组。

【活动说明】 每组1人吹气球,2人负责背靠背背气球,背到指定的位置,背气球者不能用手接触气球,每组时间规定为3分钟,看哪一组背的气球最多。

【活动时间】 约30分钟。

3. 主题活动2:五毛和一块

【活动目的】 让同学之间建立信任,增进团队协作意识,锻炼合作能力,提升自己的人际交往水平,体会到团队的力量与温暖。

【活动要求】 全班所有同学,大家打乱顺序围成一个圈走动。

【活动规则】 给予所有同学一个标价,男生是一块,女生是五毛。当裁判喊出一个价格时,所有同学迅速自由组合相加,抱在一起,按场上剩余人数来确定游戏是否继续进行。

4. 主题活动3:全队出击

【活动目的】 增强同学们的团队合作精神,提高合作能力,培养默契。

【活动要求】 由28名同学分为7个小组,每组4个人,每组进行过关卡活动,共有4个关卡,看哪组速度最快。

【活动规则】 每组每个人选择一关,依次过关,看哪组用时最少。

(1)第一关:捏着鼻子,身体向下自转15圈。

(2)第二关:用筷子在水盆里夹弹珠到另一个盆里,夹完为止。

(3)第三关:仰卧起坐15个,做完为止。

(4)第四关:真情表白,小组4个成员站在一张纸上互相拥抱,并互相说:"你辛苦了,有你真好!"

【活动时间】 21分钟左右。

【总结】

(1)让同学们发表在此次活动中的感受。

(2)主持人总结同学们在此次活动中的表现。

(3)同学们之间相互拥抱,并说"有你们真好!"

第三节　训练项目

一、人际沟通训练项目

（一）相识就是有缘

【训练目的】

（1）通过活动让学生体会到与人交往的乐趣，增强学生主动与人交往的意识。

（2）学生在彼此的交流过程中，找到"有缘人"，并且意识到与人交往是件容易的事情。

【训练时间】　大约40分钟。

【训练准备】

将各种不同颜色的卡片，根据班级的人数剪成不同的形状，要求同一颜色、同一形状的卡片备两张；准备背景音乐。

【训练程序】

（1）在播放着背景音乐的氛围里，要求每个同学从袋中摸出一张卡片。

（2）每个同学分头去寻找与自己持有相同颜色和形状卡片的人，找到后两个人彼此自我介绍，并且找到彼此3个以上的共同点。

（3）全体同学交流感受。

（注：如果班级人数太多，可以分组进行，每组以10～20人为宜。）

（二）个性名片

【训练目的】

（1）锻炼在众人面前推销自己的意识和能力。

（2）通过个性名片的交流，让学生了解他人，并尽快让别人熟悉自己，为以后的交往打下基础。

【训练时间】　大约40分钟。

【训练准备】　个人信息卡、笔。

【训练程序】

（1）每人一张名片，名片上要写出不少于5条的个人信息。可以对自己的名片进行合理的设计，以赢得别人的兴趣和好感。

（2）主动向别人介绍自己的个性卡片，内容可以抽象，也可以具体。

（3）每人至少向5个人推销自己的名片，同时也推销自己。

（4）活动结束后，交流活动感受。

（三）倾听与回馈

【训练目的】

（1）学习人际沟通的基本态度（技巧）——倾听。

（2）体会"倾听"与"回馈"在人际沟通中所产生的效果。

【训练时间】　30分钟。

【训练准备】　无。

【训练程序】

（1）3人一组。

（2）每组3人轮流充当说话者（一次一人）、倾听者（一次一人）与观察者（一次一人），每人皆扮演3种角色，体会每种角色的立场与感觉。

（3）3种角色的任务如下：

说话者：在3分钟内主动引发各种话题。

倾听者：只扮演听和反馈的角色，不主动引发任何问题。

观察者：不介入说话者与倾听者的对话，只负责观察两人的对话情形。

（注：在人际沟通中，并不只是要把自己的意见、想法表达出来，更重要的是要用心听对方所传达的信息，如此才能真正达到双向沟通的目的；此种倾听的能力，是一种基本的沟通态度，也是一种可习得的技巧。）

二、团体协作训练项目

（一）一个都不能少

【训练目标】

（1）为班级学生提供深层交流、互帮互助的平台。

（2）帮助学生察觉自己的"自我中心意识"。

（3）树立团队意识，培养合作能力。

【训练时间】　1小时。

【训练过程】

（1）所有同学围成一个大圆圈，双手搭在前面同学的肩上，按顺时针方向小步跑动让圆圈转起来。

（2）由领导者带领全体同学合唱几首歌，边唱歌边让圆圈逐渐缩小。

（3）要求在经过不断调整后，全体同学紧凑地围成小圈。此时，任何一个同学起身或移动，都会导致圆圈的破裂。

（4）保持此姿势半分钟，全体同学从30倒数至0即为胜利。此环节用以帮助学生真切感受到自己对于整个集体的重要性，体会到合作的重要性，并找到归属感。

（二）救生船

【训练目的】

（1）通过活动让学生体会思维习惯对一个人的重要影响。

（2）通过活动让学生消除与人交往的恐惧心理,培养学生谦让的精神。

（3）通过活动让学生体会融入集体的重要性,认识到帮助他人就是帮助自己,增强团队意识。

【训练时间】 大约45分钟。

【训练准备】 旧报纸或绳子若干。

【训练过程】

（1）在地上放5张报纸或用绳子围1个大的圆圈(代表救生船),全班学生围着报纸或围在圆圈外面转,当指导教师喊停时学生争抢上船,不能上船的学生围着报纸或围在圆圈外面转,表示落水"牺牲"。

（2）在地上放5份半张的报纸或绳子围起来的2个小一点的圆圈,全班学生围着报纸或围在圆圈外面转,当指导教师喊停时学生争抢上船,不能上船者表示落水"牺牲"。

（3）按以上步骤放5份1/4大小的报纸或4～5个小圆圈(刚好能容纳全班学生的脚,但很拥挤),全班学生再围着这些报纸或围在圆圈外面转,当指导教师喊停时学生争抢上船,不能上船者表示落水"牺牲"。

一般来说,第一步学生可以很轻松地上船;第二步需要学生相互谦让才能上船;第三步需要学生相互协作并有团队意识才能全部上船。这是一种凝聚团队精神的有效方式!

（三）齐眉杆

【训练目的】

（1）通过活动让学生体验团队合作和协调的重要性,培养学生的合作意识。

（2）了解面对挑战时给予同伴关注与激励的重要意义。

【训练时间】 大约15分钟。

【训练准备】 竹竿或空心管若干。

【训练程序】

（1）将学生按每组最多12人进行分组,每组再安排一位监督员。

（2）让同学们一字站开,将右手食指伸于身体右侧,12根手指托起一根竹竿至头部,之后同学们一起发力,让竹竿下降到腰部。注意:手指不能离开竹竿,只要小组中有一人的手指离开竹竿,这个小组便要重新开始。

（3）组与组之间进行比赛,先完成任务的小组为胜利者。

（四）翻叶子

【训练目的】

（1）培养学生的团队合作精神。

（2）在活动中学会接纳他人,体会合作的乐趣。

【训练时间】 大约15分钟。

【训练准备】 塑料袋若干。

【训练程序】

（1）将学生按每组 5～6 人分成若干组。

（2）小组成员站在一个塑料袋子上，全体成员在脚不能碰到地面的前提下，把塑料袋翻过来。

（3）最快翻过来的一组为获胜组。

（4）最后，参与的同学依次发言，谈谈感受。

（五）呼啦圈

【训练目的】

（1）体验团队合作的力量和快乐，培养整体观念。

（2）培养学生解决问题的能力。

【训练时间】 1 小时以上。

【训练准备】

每个小组 2 个大呼啦圈（尽可能用直径最大的呼啦圈）。

【训练程序】

（1）将学生分成若干个由最多 16 人组成的小组。

（2）让每个小组的学生都手拉手、面向圆心围成一圈。

（3）等每个小组都围好圆圈、拉好手之后，让其中两个队员松开拉在一起的手，把两个呼啦圈套在其中一个队员的胳膊上，然后，让这两个队员重新拉起手。

（4）让各个小组沿相反方向传递两个呼啦圈。为了把呼啦圈传过去，每个队员都需要从呼啦圈中钻过去，两个呼啦圈重新回到起点后，本轮活动结束。

（5）第一轮活动结束后，祝贺大家成功完成任务，并通报各小组完成任务所用的时间。重新开始新一轮活动，并告诉队员们这次要求大家更快一些。反复进行 4～5 次呼啦圈传递，确保队员们知道他们需要一次比一次快。

（六）地雷阵

【训练目的】

（1）培养学生沟通与交流的意识和能力。

（2）建立小组成员间的相互信任，使小组充满活力。

【训练时间】 30 分钟。

【训练准备】

每对参赛者一块蒙眼布；2 根约 10 米长的绳子；报纸若干（或硬纸板、胶合板等，代表活动中的"地雷"）。

【训练程序】

（1）选至少 12 人（越多越好），到一块宽阔平整的活动场地。

（2）安排不想参加活动的人做监护员。当参加活动的人较多时，活动场地会变得非常喧闹，这是一个有利因素，因为这会使穿越"地雷阵"的人无所适从，难以分清听到的指令是来自小组同伴，还是来自其他小组的人。

（3）让每个队员找一个搭档，每对搭档中有一个人要用蒙眼布蒙上眼睛。

（4）眼睛都蒙好之后，就可以开始布置"地雷阵"了。把两根绳子平行放在地上，绳距约为10米。这两根绳子标志着地雷阵的起点和终点。

（5）在两绳之间尽量多地铺上一些报纸（或是硬纸板、胶合板等）。

（6）被蒙上了眼睛的队员在同伴的牵引下，走到地雷阵的起点处，挨着起点站好。他的同伴后退到他身后2米处。

（7）致活动开场白，开场白示例如下：

几天前，你和你的同伴被坏人劫持，关在一间牢房里。黎明前，你的同伴侥幸逃了出去。可糟糕的是，他非常不熟悉牢房外面的情况。这是一个没有月亮的夜晚，外面一片漆黑，伸手不见五指。为了逃离危险，你的同伴必须穿过一个地雷阵。你很清楚地雷阵的布局和每个地雷的位置，可是你的同伴不知道，你需要以喊话的方式，在他穿越的时候为他指引方向。如果你的同伴在穿越的过程中碰到或撞到了地雷阵中的其他人，他必须静止30秒后方可移动。

如果他不小心碰了"地雷"，那么一切就都结束了，你们小组将被淘汰出局。一旦天亮，哨兵就会发现他。天很快就要亮了，你的同伴必须尽快穿过地雷阵。

赶快开始行动吧！祝你们好运！

（8）做完这个活动后，大家交流感受。

第四节　回馈与反思

一、人际交往训练后的回馈与反思

缘分天空

参加训练的第一天，我终于明白了什么是缘分。当我拿着残缺的黄纸片与另一半搭配时，我看到了那个女孩的脸。她乌黑的长发垂着，一双可爱的单眼皮眼睛，微笑时散发出友谊的气息。不久前，我在同桌的寝室里见过她，所以在聊天中我们两个女孩显得特别轻松。我想能一起坐在这间屋子里，这就是一种缘分吧。偶尔能从一些同学的脸上看到一丝淡淡的粉红色，还有稍稍僵硬的笑容，不过我相信不久后，我们大家都能带着灿烂的笑容告诉别人："我想和你交朋友。"我很开心，能认识那么多活泼可爱的朋友们，同时也在不经意间锻炼了我们每个人的交际能力。但愿这片缘分的天空永远充满温馨，充满笑声。

能说会听

参加了人际交往训练的倾听与反馈，使我真正认识到一个人要能说，比如我作为说话者时，我很快找到了话题，我不断地说，我的倾听者不断地反馈，使我说话的欲望增加，我感觉心里特别舒服，我得到了他人的肯定与尊重。但是当我作为倾听者时，我就好想好想插话，当我插话时，我的说话者就没话可说了，几次出现了这种情况。后来在分享时，我的说话者很不开心，说她说话时没有得到我的肯定，她感觉被伤害。我通过这个活动了解到，沟通与交流是相互的，既要能说，更重要的是学会听，还要学会反馈性地听。

二、团体协作训练后的回馈与反思

不抛弃，不放弃

让我感触最深的就是几个人在大海上求生的"救生船"这项活动。虽然小船被一次又一次地"无情"缩小，但我们没有放弃，即使我们的脚再大，即使失败了多次，我们都要成功！最终在小组成员的共同努力下，9双大脚最终站在了1/4张报纸上。也许成功并不重要，团结、自信、不抛弃、不放弃才是这次活动的真谛。

众人拾柴火焰高

今天，老师组织我们做了一个"齐眉杆"的活动，就是让几个同学一起把一根竹竿从头顶放到腰部。刚开始，我们觉得这是幼儿园小朋友都能做的事情，对于我们大学生来说岂不是小菜一碟？所以，我们都满不在乎地做了起来。但是，第一次做时，有的小组不仅没有把竹竿放下来，反而托上了头顶。尽管同学们不是对目标动作理解错误，但是由于团队合作的缺失，没能完成正确的动作。这下可不能小看这个简单的动作了。于是，我们边做边说："慢点，那边高了""不行，我这边低了""小心点，我的手指快要离开竹竿了""加油，我们一定赢"提示声、鼓励声不绝于耳，好一派热闹的景象。在几次尝试之后，各个小组终于完成了任务，我们认识到再简单的事情如果组内成员合作不好也做不成，众人拾柴火焰高嘛！通过这次活动，同学们的团队意识得到了加强，合作能力也在活动过程中得到了提升。

活动剪影如图4-1～图4-3所示。

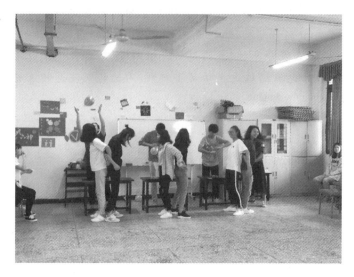

图 4-1　背气球

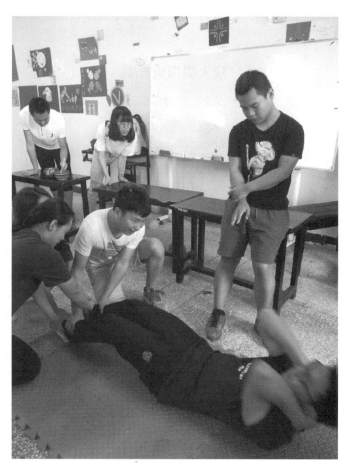

图 4-2　全队出击

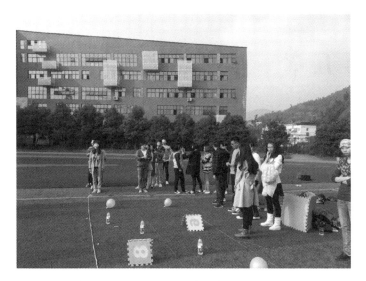

图 4-3　地雷阵

第五章　信任训练，培养信心

第一节　原理探讨

一、信任

信任是个体特有的对他人的诚意、可信性的一种普遍可靠的信念，是发生于人与人之间的事件中所拥有的一种期待。信任是一种态度和人格特质，是一种经过社会学习逐渐形成的相对稳定的人格特点。

信任作为一种态度，在个体早期出现则会内化为个体的人格特质。艾里克森在研究儿童早期心理发育过程时发现了信任的重要意义，他认为那被称为基本信任（basic trust）的东西"处于持续性自我认同的中心"。母亲对幼儿的照料与爱抚中所包含的信赖就是基本信任，这种基本信任包含了个体成年以后出现的所有形式的信任中所蕴含的承诺特征。持久性的照顾是母亲或别的照料者对幼童的承诺，当幼儿确定照料者暂时离开后一定还会回到他身边，母亲的缺场并不意味着失去关爱，便确立了对他人既信赖同时又独立的经验感受。幼年获得基本信任的人，成年后对他人的信任成为一种持久而经常性的心理需要，并形成稳定的人格特征。信任依赖个体的人格结构，包括认知、情感、信心等方面。

一个人对某件事发生所具有的信任，是指他期待这件事的出现并会相应地采取一种行为，若这种行为的结果与他的预期相符合，则会产生正强化，形成信任态度；如果预期落空则会给个人带来负面强化。心理学的研究证明负强化的影响将远远大于正强化。通常情况下，人们对某一事物的反应往往是惊诧、承认到从内心深处相信乃至发展到改变了原来对事物的态度和行为。如果是正向发展，对人对事从不了解到好奇，再到认识和理解，承认和接纳，进而发展成为内心深处的相信和认可，最后就能够改变人内心当中原本对事物的认知、态度和行为。但如果是反向的话，就会形成信任危机。要消除信任危机，不是通过一个人一件事就能够达到的，但是我们能够努力使自身值得被人信任并尽力去信任别人，从我做起，建立起良性的诚信人际圈子。

英国社会理论家吉登斯认为，信任最初源于人类个体的"本体性安全"需求，是对他人或系统之可依赖性所持有的信心，是新式的社会团结之本源，是社会秩序扩展之基础。

信任是一种积极的心态，用这种心态待人接物和处理问题，有助于建立良好的人际关系，为自己营造出良性的成长环境。善于相信他人，不戴有色眼镜看人，我们自己的心态也会积极乐观起来，有利于完成所承担的学习和工作任务。相应地，如果我们在交往中以怀疑的眼神和消极的心态去面对他人，时间长了，就会习惯性地评价和犹疑地面对、处理问题，内心体验到的也是负面的情绪。

现代社会中人际交往范围、交往频率、交往深度在不断增加，我们每天都需要参加各类活动，但我们却发现人与人之间的信任度大不如前，许多人感叹自己没有真正值得信赖的朋友，怀疑和戒备成了交往中的第一心理预备状态，信任缺失已经成了社会问题。

在大学阶段，让学生体验人与人之间相互信任的可贵，是传递给大学生一种积极正向的交往态度。真诚信任他人，并让别人感受到自己对他的信任，也会收获别人对自己的信任，会使我们体验到人际交往的快乐和正能量。这里并不是只谈无原则的信任，而是要帮助学生树立一种真诚、信任、合作的交往心态，拓展自己的交际范围。现代大学生独生子女居多，他们更渴望与人交往，他们需要朋友，需要情感的支持。因此建立起交往中的信任感，更能够使学生们建立健康的交际心态，获得更多的真诚的朋友。

心理学只关注发生在微观的人与人之间的信任，即人际信任。刘易斯和威格特等人将认知和情感作为划分人际信任的两个维度，根据这两个维度，可以组合成不同类型的信任，其中认知性信任（cognitive trust）和情感性信任（emotional trust）是两种最重要的信任类型。前者是基于对他人的可信程度的理性考察而产生的信任；后者则是基于强烈的情感联系而产生的信任。日常生活中的人际信任基本上都是这两者的组合。随着社会结构的变化和社会流动性的增加，越来越多的社会关系都以认知性信任而非情感性信任为基础。

社会心理学家发现，信任感是人际合作的重要前提，同时，信任也是一种很难培养的心理素质。快节奏的现代生活使越来越多的人更多地依靠语言信息建立和维持人际关系，面对面的交流被电子产品的强大沟通功能所替代。事实上，适当的肢体接触能迅速而有效地提升人际亲密度，提高人与人之间的信任程度。人际间的信任程度与社会环境、团体氛围、个体心理状态等多种因素有关。

二、自信心

自信心也称为信心，是一种反映个体对自己是否有能力成功完成某项活动的信任程度的心理特性。自信心是一种行为特性，是为了保护某种权益或达到某种目的而表现出来的主动的社会行为。同时，自信心也是一种情感体验，从需要层次理论出发，自信心是自尊需要获得满足时产生的一种情感体验。

个体过去的经历、家庭教育、自我认知、归因方式等都会影响一个人的自信心。

自信心作为心理素质的重要组成部分，也是非智力因素的重要组成部分，与自我效能感和自尊等密切相关。它对激发个体的意志力、充分发挥个体的智力因素和个体取得成功有很大影响。

心理学中关于自信的研究主要集中在社会心理学领域，在认知风格理论、自我效能感理论和归因理论中分别从不同的角度阐述了自信心的形成、发展及其影响因素。认知风格理论的代表人物是威特金，他提出，人们在加工信息过程中存在着场依存和场独立两种认知风格。场依存型的人的态度和自我认知更容易受周围人们的影响和干扰，善于从他人处获得标准；而场独立型的人不易受外界因素影响和干扰。如果个体的场独立性强，就不容易受外界影响，始终保持进取的信念和强烈的自信心；相反，如果场依存性强就容易受他人和客观环境的影响，难以建立起稳定的自信心。

自我效能感理论也对自信心的形成发展机制进行了探讨。自我效能感理论由美国心理学家班杜拉提出，班杜拉的自我效能感理论的中心思想是：个体的自我效能感决定他在成就情境中的行为动机。自我效能感高的人在有关的活动中行动的积极性高，乐于付出努力和采取策略来应付遇到的问题，解决面临的困难。而当问题和困难得到解决和克服时，他当初的效能感就得到了证实，这就维持了动机，即便当个体偶尔遇到前所未有的困难时，他对有能力取得成功的信心也有助于克服先前操作的消极方面，诱发动机行为；相反，自我效能感低的人，在有关的活动中行动的积极性就低，不愿付出过多的努力和采取相应的策略应付困难、解决问题，就必然导致活动结果不尽如人意，反过来又降低了他的效能感。

20世纪80年代，美国心理学家维纳在研究海德等人早期归因理论的基础上，试图从个体的归因过程出发，探求个体对成败结果的归因与成就行为的关系，形成了新的归因理论。维纳的归因理论认为，能力、努力、任务难度和运气是人们解释成功或失败时的4种主要因素。这四种因素可按内外因、稳定性和可控性三个标准来划分。当人们把成功归结为内部原因（努力、能力）时，会使人产生满足和自豪感，对未来的挑战满怀信心；而把失败归于内因会使人感到羞耻和沮丧，容易产生自卑感。把成功归因于稳定因素（任务容易或能力强），会提高以后工作的积极性；把失败归因于稳定因素（任务难、能力差），会降低以后工作的积极性。如果个体把失败归因于可控制的原因，就会感到羞愧。美国当代心理学家、积极心理学之父塞利格曼则认为，如果一个人把成功归因为稳定的人格特质，将失败解释为暂时性的原因，那么更容易形成乐观的归因风格，也更容易培养自信心。

第二节　辅导示范课

【活动分析】

大学生阶段容易形成"以自我为中心"的性格，通过体验活动让学生能站在对方立场想问题，建立信任感。

根据维纳的归因理论，如果学生习惯于将以往失败的原因都归于内部的稳定性因素，就容易形成自卑心理，造成自我效能感的降低，从而形成不敢勇于尝试的恶性循环。因此对学生进行自信心提升辅导，应让学生了解以往归因方式对自己的影响，能对成败进行合理的归因。

同时，针对许多大学生对自我认识不足、不懂得如何进行自我激励等情况，在团体辅导方案设计中，我们应注意对学生自身积极方面的挖掘，提高学生的自我认同感，帮助其体验自我效能感，使其充分发挥自我的能动性，不断挑战自我、激励自我。

【活动目标】

（1）让学生体验建立信任感的过程。

（2）帮助学生学会正确地评价自己，通过他人了解自己的优点，树立自信心。

（3）让学生学会通过积极的自我暗示树立信心。

（4）让学生学会自我激励。

【活动过程】

1．暖场阶段（10分钟）

"趾高气扬"：全体学生围坐成一个大圈，教师指定或抽签决定出场顺序，每个人绕场一周，用表情和动作来表演"趾高气扬"，全程录像，给特写。然后回放录像，大家一起观看，可以自由交流，教师随机请部分学生谈感受。

2. 主体活动阶段

1）"盲行"活动（15分钟）

将学生分成两组，其中一组戴上眼罩，扮成"盲人"；另外一组学生扮成"向导"。"盲人"与"向导"任意组合结成对子。在指导者的带领下，"向导"带领"盲人"穿越一切"障碍"，由"起点"走向"终点"。在整个过程中，"向导"不可以说话，只能用肢体语言引导"盲人"前行，被引导的"盲人"也只有在活动结束揭开眼罩后，才知道自己的"向导"是谁。然后角色互换："向导"成为"盲人"，而"盲人"则成为"向导"，再随机结对进行"盲行"活动。

让学生体会到相互信任、相互帮助的感觉，以及让学生学会换位思考，能够设身处地地为他人着想，体验建立信任感的过程。

2）风中劲草（10分钟）

（1）体验者站中间，其余人以此为圆心围成一个圆圈。

（2）体验者双手交叉抱在胸前，做出以下沟通。

"我叫×××，我准备好了，你们准备好了吗？"

其他成员说："准备好了。"

体验者说："我倒了？"

其他成员说"倒吧。"

（3）体验者整个身体完全倒在团队成员的手中，团队成员把体验者顺时针推动两圈。

（4）全体成员都轮流体验一次。

注意事项：密切关注体验者的安全，要求站在中央的人倒下时应保持身体直立，注意不要打开双手，以免伤及他人。

帮助成员体会信任的建立，增强团队信任、团体合作。

3）自信坐标（5分钟）

（1）领导者和协同领导者分别站在团体咨询室的两端，分别代表此时此刻个人的自信水平为1分（非常不自信）和10分（非常自信）。

（2）请团体成员想象这条虚拟的坐标轴，体会自己当下的自信水平，给自己打一个分数，然后站在这条坐标轴的对应位置。要求大家自主决定，避免从众。

（3）每位成员在团体中分享给自己评定这个分数的原因。

4）自我暗示（15分钟）

（1）内外圈：全体同学围成一个大圈，按1、2报数，报1的同学向左前方迈一大步，然后向后转，内外圈面对面。

（2）每个同学发一张表格，先写上三个字"我无法"，然后至少写出两句"我无法做到的……我无法实现的……我无法完成的……"

（3）反复大声地读给自己听，再读给对面的同学听。

要求每位同学把自己原来所有的"我无法"三个字划掉，全改成"我不要"，内圈向右移动一个位置，先读给自己听，再读给对面的同学听。

要求每位同学把各自所有的"我不要"三个字划掉，全改成"我一定要"，内圈再向右移动一个位置，先读给自己听，再读给对面的同学听。

请同学自愿谈感受和体会,并把自己的暗示语大声地念出来。

内圈继续向右移动一个位置,与对面的同学讨论如何利用积极暗示来增强自信。

5) 我的黑点(15分钟)

(1) 给每位成员发一张白纸,请他们将这张白纸想象成自己的自信,然后在白纸上画上黑点。每一个黑点代表对自己感到不满意和不自信的地方,不满意的方面越多,黑点就越多。黑点的大小代表不满意的程度,越不满意,黑点画得越大。

(2) 请成员轮流分享自己的黑点,即对自己感到不满意和不自信的地方,以及它们对自己的生活造成的影响。

(3) 所有成员都分享完之后,组织团体讨论听完他人分享后的感受。比如:团体中哪些成员和你的情况比较接近? 你们之间有什么共同点? 大家感到不满意的地方哪些可以改变? 可以做些什么来改变它们? 哪些不能改变,为什么? 为了提高对自己的好感和满意度,你觉得需要做些什么事情?

6) 我的新形象(20分钟)

(1) 用彩笔绘出自己对未来的希望,可以画自己的形象,也可以画其他的事物。

(2) 小组内交流各自的美好愿景。

引导讨论:

看到自己和他人的愿景有什么样的感受?

如何实现这些愿景?

在实现愿景的过程中遇到困难会以何种心态面对?

目的:整合所获得的资源和力量,明确新的目标与希望。

7) 结束团体(5分钟)

让大家说出在团体中的收获,每人用一句话概括。

第三节　训练项目

1. 目光炯炯(20分钟)

(1) 内外圈:全体同学围成一个大圈,按1、2报数,报1的同学向左前方迈一大步,然后向后转,内外圈面对面。两人一组,互相注视对方眼睛50秒,不可以躲闪,然后继续注视对方,做1分钟自我介绍,之后接着说"我对……(绘画、弹琴、专业课学习等)最有把握",大声地说三遍,注意每遍的感受,然后互换角色。

(2) 接着,请对方帮自己做某件事或向对方借东西,用各种方法要求对方,但对方只能重复说"不",然后互换角色。

(3) 完成以上两个环节后,两人讨论刚才练习的感受以及如何应用到生活中去。

2. 优点轰炸

约八人组成一个小组,围坐成一圈。小组成员轮流坐到中央戴上高帽,其他人轮流说出他的优点和对他的欣赏之处。态度要真诚,努力去发现他人的长处,不能毫无根据地吹捧,这样反而会伤害别人。

团体分享：当别人赞美你时，你的感觉如何？你赞美别人时，通常赞美哪些地方？你能给所有的人不同的赞美吗？你在赞美别人时感到自然吗？为什么会这样？是否有一些优点是自己以前没有意识到的？是否加强了对自身优点、长处的认识？

3. 大声说出"我最棒"！

（1）指导语："我们在生活中常常说'我不行'，而很少承认自己是有能力的，能行的，更难以说出自己很棒，那么今天就让我们试着说出自己很棒，看看会有什么事情发生。为了更好地体验，先请各位在小组内找一个身高、体重和你差不多的同伴，让他帮助你倾听自己内心深处的声音。"

（2）让成员组成身高、体重大致相当的二人小组，房间内拉上窗帘，熄灭灯光。两人面对面做掰手腕的准备动作，要求一方将对方扳倒的同时口中高喊"我最棒"，另一方为其制造困难。双方轮流进行，分别高喊出"我最棒"。

活动持续5分钟后喊停，团体内分享活动感受。

引导讨论：当喊出自己很棒时有什么样的感受？说出自己很棒是不是真的很难为情？这种说出来的力量是不是我们一直都有的呢？

【注意事项】　团体指导者和协助者在活动进行中要观察成员的活动完成质量和表情，不断做出榜样，高声呼喊"我最棒"，制造气氛。当成员松懈时可以从旁协助，促使其投入。同时该活动可能引发成员的许多情绪，需要团体指导者及时注意并处理现场出现的情绪。

让成员体验自我的力量，通过积极暗示肯定自己。

第四节　学员感悟

信任是一种美妙的感受

李思佳

我感受最深的是"盲行"活动。最开始我当盲人时，非常害怕，总要用脚去探，内心有一种恐慌，都不敢走。但我的伙伴的手指传给我一种安定的感觉，慢慢地，我试着自己探索和跟着向导的指引走。应该往哪个方向走，他就会用手指往哪个方向划一下，我也能领会，这样就能走快一点儿。到最后，我索性就跟着向导走，不再自己探路，结果非常流畅，那完全是一种享受。信任真是一种美妙的感觉！

自信可以通过训练提升

刘小英

通过这次课，我的自信心真的增强不少，训练真能提升自信心。我本来是有些自卑的人，可是听到成员分享"我的黑点"时，发现原来大家跟我是很像的呀，心里的压力就缓解了不少。原来是看自己的缺点看得太多了，其实有些是可以改变的。我也学会了有时需要把事情具体化，比如考试考不好，是因为复习不充分，而不是我能力有问题。当我喊出"我最棒"时，真的感觉自信满满，浑身充满力量。

从他人眼中了解自己

王恩阳

我体验最深刻的是"优点轰炸"活动，刚开始我坐在中央特别不好意思，当大家说我的优点时，我不太确信，这真是我吗？可是大家都特别真诚，后来我确定，其实我还是有很多优点的，自己还是很不错的，自己应该继续努力！

语言的改变引起内心的改变

赵培俊

我体会很深的是"自我暗示"环节。从"我无法克制打游戏"，变成"我不要克制打游戏"，最后变成"我一定要克制打游戏"。最开始，我有一种无力感，但变成"我不要"时，好像这是我的一种主动选择，我有力量了。当最后变成"我一定要"时，我好像真的有力量去改变。最后讨论了如何克制打游戏的一些措施，这真的可行了。今天课后我就要用上我的这些方法来控制游戏时间。

心中的新形象鼓舞我进步

钱立新

我最喜欢的环节是"我的新形象"。大家分享的新形象有好多的变化，好鼓舞人。我的新形象也有很多改变，外形上抬头挺胸，一看就很自信。还有，我重新参加了我喜欢的羽毛球运动，身体棒棒的。每天能完成学习外语 1 小时的任务，为四级考试做准备。总之一切井井有条。这个新形象会鼓舞我进步的，我会让这形象成真。

第六章　自我认识,激发感恩

第一节　原理探讨

大学阶段是大学生人格发展完善的重要时期,了解自身成长与发展的有关知识,关注自己个性的发展和完善,积极主动地塑造健康人格是大学生必不可少的重要课题。自我意识是人类精神生活的重要特性,只有充分认识和了解自我,才能适当地调节和控制自我,促进自身的进步。自我意识表现为三个方面:自我认识、自我体验和自我控制,其中自我认识是自我意识的认知成分,主要是基于对自我有关属性的认知以及在此基础上做出的价值判断,包括自我感觉、自我观察、自我分析和自我评价,主要解决"我是一个什么样的人""我为什么是这样的一个人"等问题。自我认识既包括对自己的身体条件、心理特征、行为能力等的认识,同时也包括对他人如何看待自己的期望。人们在认识自我的过程中,会出现三个层次的"自我":我心目中的"自我"、他人心目中的"自我"、真实的"自我"。我心目中的"自我",就是我认为我是怎样一个人。他人心目中的"自我",就是别人认为我是怎样一个人。真实的"自我",就是客观地评价我是怎样一个人。

关于人的自我认识的乔韩窗口理论,是由美国心理学家 Joseph Luft 和 Harry Ingram 共同提出来的,因此该理论用他们两人的名字命名。他们认为,每一个人对自己的认识都是一个不断探索的过程,并将每个人的自我认识划分为公开的领域、盲目的领域、隐秘的领域和未知的领域四个部分,如表 6-1 所示。

表 6-1　人的自我认识

公开领域: 　代表我们自己知道,也会让别人知道的领域。这是一些我们不能隐藏或者我们愿意公开的部分,通常属于"正向"信息部分。	盲目领域: 　代表别人已经知道而自己却不知道的领域。这是我们自己没有意识到却在别人面前表现出来的部分,一般属于"负向"信息部分。
隐秘领域: 　代表我们自己知道而别人不知道的领域。这是我们不愿意在别人面前显露出来的方面,一般属于个人隐私部分。	未知领域: 　代表我们自己不知道别人也不知道的领域。这是基于某种原因而没有被意识到的部分,属于无意识的部分。

乔韩窗口理论认为,每个人的自我认识都是由上述四大部分构成的,但是每个人四部分的大小和比例是不相同的,它将随着人的成长以及教育环境而发生着变化。我们有机会在团体

中了解自己的另外一面,即自己未察觉,同时不易被自己接纳的一面。当一个人自我的公开领域扩大,则其生活变得更真实,不论与人交往还是自处都会变得轻松愉快而有效率。盲目领域变小,人对自我的认识越清楚,越能在生活中扬长避短,发挥自己的潜力。在团体活动中,公开领域的扩大是通过自我开放,使一部分隐秘区进入公开区;通过他人的反馈,使一部分盲目区进入公开区。在团体活动中,也可以逐渐被自己或他人了解、认识。通过各种团体内自我探索的机会,以及毫不伪装地真实地表现自己的气氛,我们对自己的认识更全面、更深刻。

第二节　辅导示范课——我的生命线

【活动分析】

一个人的健康发展,必须要清楚自己往什么方向发展,如何发展,当前存在的问题是什么,过去有什么经验值得借鉴等,这就需要一个人对自己有清楚的自我认识。过去的经历成就了现在的我们,而现在的经历将会成就未来的我们。梳理回顾过去和现在的经历,并且进一步分析这些经历对我们产生的影响,可以从中对自己有更充分和客观的认识,发掘自身的资源,找到未来发展的方向,同时也可以感恩生命经验,感恩生命中的重要他人,增加自我认同感。

【活动目标】

(1) 帮助学生回顾过去的经历及其对自己的影响,从时间的维度更深刻地认识自己;

(2) 帮助学生从过去的经历中发掘自己的资源,以此感恩过去的自己,增加自我认同感;

(3) 帮助学生看到生命中的重要他人对自己的影响,以此激发他们对重要他人的感恩之情。

【活动时间】　45分钟。

【活动准备】

若干张画有"鱼骨图"(见图6-1)的白纸、冥想音乐。

【实施方式】

室内活动。

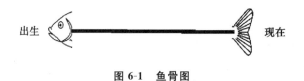

出生　　　　　　　　　　　　　　　　　　　现在

图6-1　鱼骨图

【活动过程】

1. 冥想

请成员找一个最舒服的姿势坐着,闭上眼睛。领导者播放背景音乐,轻声念指导语,带领成员在冥想中回忆自己的成长经历。

指导语:(音乐轻,语速慢)现在闭上眼睛,找一个让自己最舒服的姿势,深深地吸气,慢慢地呼气,再来一次,深深地吸气,慢慢地呼气,调整自己的呼吸,让自己放松下来。现在,我们一起乘着时光机,回到过去。十多年前你呱呱落地,来到了这个世界,周围的人都为你的降临感到高兴。你在家人的照顾下成长到了三四岁,开始有了记忆,此时的你在做什么呢?在玩耍、学习,还是做其他的事情呢? 到了六七岁该上小学了,还记得第一次到小学报到的情景吗? 接下来的六年有没有哪些事情是让你印象深刻的? 哪些重要人物对你造成一些影响? 例如老师或其他长辈? 与同学间呢? 还记得什么? 快乐的还是伤心的? 接下来的初中和高中又发生了什么让你印象深刻的事呢? 后来你考上了大学,来到了新环境,认识了新同学,你在大学又经历了些什么呢? 不管是好的还是不好的,有哪些令你印象深刻呢? 接下来时光机带我们回来了,回到了现在,现在的你的生活是怎样的呢? 有哪些值得高兴的事? 有哪些烦恼和忧愁呢? 现在的你已经获得了什么? 又想要得到什么呢? 好,我数到三,请将你的眼睛慢慢睁开,一、二、三。

2. 绘制生命线

发给每位成员一张图画纸,上面画了一条鱼骨,鱼头表示出生,鱼尾表示现在。

(1) 请成员根据冥想过程中印象深刻的生命事件按照时间的序列逐一标出。正向情绪经验标记在横线的上方,负向的情绪经验则标记在横线的下方。

(2) 将成长经历中印象最深的"闪耀时刻"标示在鱼骨线上,同时画一个五角星;将成长经历中印象最深的"人生低谷"标示在鱼骨线上,同时画一道闪电。

(3) 请成员给自己这条鱼起一个名字,也即是自己人生故事的主题。

3. 分享生命线

请成员分享自己的生命线,对其中的故事进行叙说,包括故事内容、个人的感受和想法等,如:

(1) 现在的你如何看待这件事?

(2) 现在的你如何看待当时的你?

(3) 现在的你想对当时的自己说些什么?

(4) 最欣赏、最感谢当时的自己哪些地方?

(5) 这件事对于你现在的生活有什么意义? 如何更好地帮助你过好现在的生活?

(6) 分享"闪耀时刻"——描述当时的情景、自己的心情和收获,以及用现在的眼光去看待当时的自己,是什么感觉? 从这件事中对自己有哪些新的认识?

(7) 分享"人生低谷"——描述当时的情景和自己的心情,以及如何克服困难挺过来的,现在的自己想对当时的自己说些什么? 如何感谢当时的自己? 从这件事中可以看到自己有哪些值得欣赏的部分?

第三节　训练项目

1. 很高兴看见你

所有成员手里拿一张信纸、信封和彩色笔,在房间里自由走动,领导者播放音乐,当音乐声停的时候,离你身边最近的那个人就成为你的搭档,然后在信纸上写下对彼此的印象,用1～3个词来表示,写完立即放到对方的信封里,当时不给对方看见写的什么。写完后,继续自由走动,音乐又停,然后又选择离你最近的伙伴来写下第一印象词。循环反复,多做几轮。游戏结束之后才可以看自己信封里的信纸上写的内容。分享自己在过程中的感受以及看到信纸上那些词语的感受。

训练目的：

(1) 通过活动让学生了解别人眼中的自己，从更多的角度认识自己；

(2) 通过活动让学生看到自己有很多面，打破以往自我认识的局限性。

2. 我是谁

给每位成员发一张卡片，在上面写出 20 个以"我是……"开头的句子，快速地写下对自己的真实看法，想到什么就写什么，不必考虑逻辑顺序。比如：我是一个高个子；我是一个害羞的女生；我是一个喜欢运动的人；我是一个懒惰的人；我是一个喜欢帮助别人的人……尽可能多方面地反映自己的特质。写完之后，在列出的 20 个句子后面加上"＋"或者"－"，加号表示对这样的自己比较满意，减号表示对这样的自己不太满意。完成之后，和同伴分享自己的这张卡片。

思考：①在写这 20 句话的时候是流畅的还是困难的？②在写的过程中有哪些感受？③最后是加号多还是减号多？对于这个结果有什么感受？④通过这个活动，你对自己有哪些认识？

训练目的：

(1) 通过活动让学生觉察对自我的认识，帮助其更深刻地了解自己；

(2) 通过活动让学生了解对自我的评价，体验自身的价值感。

3. 价值观大拍卖

假定每个学生都有 5000 元的购买券，领导者依次展出所要拍卖的物品（共 10 件：金钱、亲情、爱情、友情、事业、知识、自由、健康、权力、正义）。每展出一样物品，学生自行决定买不买，花多少钱买，只有当自己的出价是全场最高的时候才能获得这件物品，5000 元购买券花完之后，不能借，不能欠账，因此需要仔细斟酌。所有物品拍卖完之后，学生查看自己所获得的物品以及花费的钱，思考是否后悔这样的购买。请学生互相交流自己的感受和想法。

训练目的：

(1) 通过活动让学生思考自己真正想要追求的东西，从自己的取舍中了解自己的价值观和人生态度；

(2) 通过活动让学生体验到明确自身需求对于做出正确选择的重要性。

4. 四个"我"

给每个学生发四张纸和笔，要求大家依次画出"我眼中的自己""现实中的自己""理想中的自己"，画完这三个"我"之后，找到一名小伙伴彼此交换画纸，然后互相画出"别人眼中的自己"。图画的内容和形式不做要求。画完之后，先自己对比这四张图，然后和周围的小伙伴交流自己的感受和启发。

训练目的：

(1) 通过活动促进学生对自我有更多方面的了解和更深刻的认识；

(2) 通过活动让学生对比自己眼中的自己和他人眼中的自己的不同，对自己有新的认识，同时反思今后该如何完善自己；

(3) 通过活动让学生明白现实和理想的差距，从而找到努力的方向和动力。

5. 双面镜

给每个学生发一张表，上面列举了很多代表某种特质的词语（见表 6-2），请学生在"我眼中的我"那一栏勾选出自己所拥有的特质。完成后,现场随机找到另外一个学生组成搭档,请对方在"TA眼中的我"那一栏勾选出他认为的我所拥有的特质。两人一组分享以下内容。①向对方介绍你有哪些特质、你是一个怎样的人。②询问对方:为什么你觉得我有这些特质? ③哪些特质是你认为没有,而他人觉得有的? 看到这部分特质,你有什么感受?

表6-2　"我眼中的我"与"TA眼中的我"

特　　　质	我眼中的我	TA眼中的我	特　　　质	我眼中的我	TA眼中的我
①热情的			⑪迷糊的		
②害羞的			⑫人缘好的		
③谦虚的			⑬诚实的		
④精力充沛的			⑭自信的		
⑤善于表达的			⑮有恒心的		
⑥幽默的			⑯有领导力的		
⑦爱说话的			⑰谨慎的		
⑧勤奋的			⑱爱干净的		
⑨天真的			⑲依赖的		
⑩勇敢的			⑳节俭的		

训练目的:

(1) 通过活动让学生了解对自我的认识和评价;

(2) 通过活动让学生了解他人眼中的自己,对自己有新的认识。

6. 如果我是它

请学生思考以下问题,并把答案写在纸上:①如果用一种植物来形容你自己,你觉得什么最合适? ②如果用一种动物来形容你自己,你觉得什么最合适? ③如果用一种颜色来形容你自己,你觉得什么最合适? ④如果用一种食物来形容你自己,你觉得什么最合适? 写完之后,找到周围的伙伴分享自己的答案,并且解释为什么选择这四种东西来形容自己。

训练目的:

(1) 通过活动让学生了解到每个人对自己都会有一个认识和评价;

(2) 通过活动让学生体验到每个人都是独一无二的,没有完全相同的两个人;

(3) 通过活动让学生从不同的面觉察对自我的认识。

第四节　回馈与反思

我的人生我做主

张　科

在"我的生命线"活动中我第一次认真地回顾了自己活过的这十多年,好多被我遗忘的记忆都浮现出来了,突然觉得我的人生还挺丰富的,有辛酸,也有喜悦。以前总觉得命运对我不公平,总是安排不好的事情降临我头上,但是在回顾和讲述那些事情对我的影响时,我发现了自己坚强和不服输的一面,正是那种对命运的不屈服让我从挫折中走出来,也让我学会更加珍惜美好的时光,所以过去的经历无论好坏,都是我人生中重要的一部分,感谢那个坚强乐观的自己。

接纳不完美的自己

王林林

以前,我以为对自己的认识足够全面了,可是在"我是谁"活动中,需要快速写下对自己的20条认识,我发现这并不容易,我在写了15条"我是……"这样的句子之后,突然停住了,一时不知道接下来要写什么,想了好久才慢慢写完20条。写完之后,我发现这20条里面,写得很流畅的前面15条都是我对自己比较满意的部分,而写得不流畅的后面5条是我对自己不喜欢、不满意的部分,我突然意识到我对于自己的优点是非常认同和接受的,而对于自己的缺点是不想面对和承认的,这一点是我以前所没有意识到的部分。经过这次活动,我体验到我们每个人都是立体的,由不同的面组成,无论是谁,都有优点和缺点,我们要认识到自己的局限性,接纳自己的缺点,成为一个完整的自己,而不是完美的自己。

发现不同的自我

胡浩然

我很容易发现别人的优点,却总是看不到自己的优点,对自己特别苛刻,也很没自信,而在这些活动中,我慢慢发现了自己的好。在"我的生命线"活动中,领导者带领我们探索过去的负性经历对自己的影响时,同学们在我的分享中发现了我所具备的积极资源,并及时反馈给我,这些积极的部分是我容易忽视的部分,当他们反馈给我时,我感到很惊讶也很欣喜。通过同学们的反馈,我明白了其实一件事没有绝对的好坏,换一个角度就能产生不一样的态度。在"双面镜"活动中,我很难勾选出自己的特质,不敢给自己太多肯定的评价,而我的小伙伴给了我很多积极的评价,并且说出了原因,听了他真诚的分享,我真的非常感动,没想到我平时不经意的举动给他留下了深刻的积极的印象,这对我来说是一份莫大的惊喜。以前我对自己的认识总是太局限,并没有多方面地认识自己,现在我在活动中了解到认识自己的多样途径,也发现了自己的很多面,对自己的认识更加丰富立体了,这是我最大的收获。

第七章　调控情绪,战胜挫折

第一节　原理探讨

(一)情绪及其相关理论

1. 情绪

情绪是指人们在心理活动过程中对客观事物的态度和体验。在心理层面上,主要表现为愉快和不愉快;在生理层面上,主要表现为高度的觉醒和紧张;在行为层面上,主要表现为采取某种行为的冲动等。情绪状态的发生,虽为个体所能体验,但它所引起的生理变化和行为反应,却不易为个体本身所控制,所以情绪对个体来讲极具影响作用。

人们有四种基本情绪——喜、怒、哀、惧,主要有三种表达方式——面部表情、声音表情、动作表情。通过三种表达方式进行情绪识别是一种复杂的认知过程,包含观察、分析、判断、推理等。而情绪识别的准确度受多种因素的影响。

2. 情绪 ABC 理论

艾利斯认为,人的情绪不是由某一诱发性事件本身所引起,而是由经历了这一事件的人对这一事件的解释和评价所引起的。在 ABC 理论模式中,A 是指诱发性事件;B 是指个体在遇到诱发性事件之后相应而生的信念,即他对这一事件的看法、解释和评价;C 是指特定情境下个体的情绪及行为的结果。诱发性事件 A 只是引起情绪及行为反应的间接原因,而人们对诱发性事件所持的信念、看法、解释 B 才是引起人的情绪及行为反应的直接原因。

3. 不合理信念

不合理信念(irrational beliefs)就是个体内心不现实的、不合逻辑的、站不住脚的信念。不合理信念有三个特征:绝对化要求、过分概括化和糟糕至极。

(二)健康情绪的标准

(1)适度的欲望;

(2)有清醒的理智;

(3)平和、稳定、愉悦和接纳自己;

(4)对人类有深刻、诚挚的感情;

(5)富于哲理、善意的幽默感;

(6)丰富、深刻的自我情感体验。

（三）情商

情商，即情绪智商（emotional quotient，EQ），指一个人对情绪的调节和控制能力，主要是指人在情绪、情感、意志、耐受挫折等方面的品质，其包括导商（LQ）。情商由两位美国心理学家约翰·梅耶（新罕布什尔大学）和彼得·萨洛维（耶鲁大学）于1990年首先提出，但并没有引起全球范围内的关注，直至1995年，由时任《纽约时报》的科学记者丹尼尔·戈尔曼出版了《情商：为什么情商比智商更重要》一书，才引起全球性的EQ研究与讨论，因此，丹尼尔·戈尔曼被誉为"情商之父"。

丹尼尔·戈尔曼将情绪智商定义为控制情绪冲动、理解他人的内部情感及处理人际关系的能力。总的来讲，人与人之间的情商并无明显的先天差别，更多与后天的培养相关。它是近年来心理学家们提出的与智力和智商相对应的概念。提高情商是把不能控制情绪的部分变为可以控制情绪。

从最简单的层次上下定义，情商是理解他人及与他人相处的能力。戈尔曼和其他研究者认为，这种能力是由五种特征构成的：自我意识、控制情绪、自我激励、认知他人情绪和处理相互关系。

情商的水平不像智力水平那样可用测验分数较准确地表示出来，它只能根据个人的综合表现进行判断。心理学家们认为，情商水平高的人具有如下特点：

（1）社交能力强，外向而愉快，不易陷入恐惧或伤感；

（2）对事业较投入；

（3）为人正直，富于同情心；

（4）情感生活较丰富但不逾矩，无论是独处还是与许多人在一起都能怡然自得。

专家们还认为，一个人是否具有较高的情商，和童年时期的教育培养有着密切的关系。因此，培养情商应从小开始。

（四）压力与放松训练（系统脱敏疗法）

（1）压力是指人们在社会适应过程中，对各种刺激做出生理和行为反应时所产生的一种紧张的心理体验和感受。比如，当我们体验到压力时，我们会出现如咬手指、失眠、到处走动且无所事事、焦虑、抑郁、愤怒、消化功能失调、头痛等一些身体和行为上的反应。

（2）放松训练：指按一定的练习程序，学习有意识地控制或调节自身的心理生理活动，以达到降低机体唤醒水平，调整那些因紧张刺激而紊乱了的功能。

（3）系统脱敏疗法：美国学者沃尔帕创立，这种方法主要是向求治者逐级呈现导致其产生焦虑、恐惧的情境，并通过各种放松训练来对抗这种情绪，从而达到消除焦虑或恐惧的目的。系统脱敏疗法可以分为现实系统脱敏和想法系统脱敏两种方法。现实系统脱敏的整个操作过程是在真实的情境中进行的，而想象系统脱敏则是在想象的恐惧或焦虑情境中进行的。

（五）挫折的来源及表现

（1）挫折是指一个人在从事有目的的活动时遇到了障碍或干扰，导致其动机无法实现、需要不能满足而产生的消极的情绪反应。

（2）挫折的主要来源：外部因素——社会环境、自然环境；内部因素——个体生理条件的限制、动机冲突、能力与期望的矛盾。

动机冲突的类型：双趋冲突、趋避冲突、双避冲突、双重趋避冲突。

（3）外部表现：焦虑、攻击、冷漠、退化、压抑、固执、轻生。

（六）抑郁症的症状

抑郁症是一种常见的精神疾病，主要表现为情绪低落，兴趣减低，悲观，思维迟缓，缺乏主动性，自责自罪，饮食、睡眠差，担心自己患有各种疾病，感到全身多处不适，严重者可出现自杀念头和行为。

抑郁症的症状主要表现在：

（1）情绪持续化低落。觉得空虚，没有价值感。

（2）对周围一切事物都失去兴趣。

（3）食欲激增/丧失，体重明显变化。

（4）睡眠出现问题，失眠/嗜睡。

（5）行为发生改变（烦躁/行动缓慢）。

（6）疲劳，没精神。

（7）自我评价低，思维消极。

（8）思维迟缓，注意力不集中。

（9）有死亡的念头。

（10）持续两周以上。

美国精神分析学会有一个提醒，如果你出现以下三项中的任意两项，且持续两周以上，你就处在罹患抑郁症的高风险之中，请一定去专业医院寻求诊断和帮助：①情绪每天都低落、空虚、没有价值感；②你对周围一切事物都丧失了兴趣；③疲劳、思维迟缓。

抑郁症亚类型：

（1）恶劣心境。

恶劣心境与重性抑郁症相比，病程周期性变化不明显。恶劣心境患者与重性抑郁症患者相比，抑郁状态相对恒定，但程度较轻。许多恶劣心境状态始于儿童时期，而且被普遍认为是一种带有郁闷素质的人格障碍。另有一些人认为恶劣心境其实是焦虑障碍。恶劣心境患者的心理发育常常是受阻抑的，他们很难相信自己的能力，认为自己前途黯淡。

恶劣心境指一种以持久的心境低落为主的轻度抑郁，从不出现躁狂。常伴有焦虑、躯体不适感和睡眠障碍，患者有求治要求，但无明显的精神运动性抑制或精神病性症状，生活不受严重影响。诊断标准之一是持续两年以上。

（2）双相情感障碍。

双相情感障碍是一种以情感的异常高涨或低落为特征的精神障碍性疾病，其病因尚不明确，兼有躁狂状态和抑郁状态两种主要表现，可在同一病人间歇交替反复发作，也可以一种状态为主反复发作，具有周期性和可缓解性，间歇期病人精神活动完全正常，一般不表现人格缺损。

（3）季节性抑郁。

季节性抑郁症又称季节情绪失调症，每年同一时间发作，常为秋末冬初开始，春末夏初结束，并不是单纯的冬季抑郁症或"小屋热"（cabin fever）。一种罕见的季节情绪失调症夏季抑郁症开始于春末夏初,秋季结束。

患有季节性抑郁症的人会有抑郁症的一般症状:伤心、焦虑、易怒、对事物兴趣索然、社会活动减少、注意力无法集中。其特有的一些症状包括:嗜睡、糖类需求量增加、食欲旺盛、体重增加。

现代医学研究认为,造成季节性抑郁症的病因主要是冬季阳光照射少,人体生物钟不适应日照时间缩短的变化,导致生理节律紊乱和内分泌失调,出现情绪与精神状态的紊乱。

第二节　辅导示范课

【活动分析】

大学生处于青年期阶段,从心理发展的意义上讲,这个阶段是人生的"多事之秋",情绪变化很不稳定,情绪波动大,在发展、成长过程中难免会发生许多尴尬、困惑、烦恼和苦闷。鉴于此设计的一系列活动,旨在帮助学生科学地了解和掌握如何识别和表达情绪,认识情绪与压力、挫折的关系,知晓大学生情绪发展的特征及常见问题,学会并以积极心理学的视角来看待情绪,掌握情绪的自我调节及心理干预技术,并注重对自己情商的培养。从而使大家能够正确认识和处理学习、生活以及以后工作等方面遇到的情绪问题,保持一个积极、健康、阳光的心态。

【活动目标】

(1)协助学生了解情绪、信念与行为间的关系;

(2)协助学生学会表达情绪的适当方式;

(3)协助学生学习表达情绪的正确态度。

【活动时间】　1课时。

【活动准备】　A4纸若干,中性笔若干。

【活动方式】　室内平地活动。

【实施过程】

1. 暖身活动与情境:镜中你我

请同学两两一组,其中一个先做某个情绪会出现的动作或表情让对方模仿,一分钟之后互换角色。

两两分享在模仿对方时,在对方的表情、动作中看到或感受到什么,对方想表达的与自己接收到的讯息是否相同。

邀请自愿的同学跟全班分享活动的感想。

2. 主题活动:适当的表达与沟通

1)分组讨论

刚刚的活动是为了让大家了解自己的表达方式跟对方接收到的信息会有差异,如果每个人都用"暧昧沟通"的方式,那后果及影响是可想而知的。

请各组小组长到前面抽签,并回到组内讨论该如何适当地表达与用何种方式面对:

(1)隔壁的同学没经过我的同意就把我的笔拿去用,结果还把笔弄坏了,我觉得很生气……

(2) 这次四级考试又没过,我觉得自己真是没有用,真难过……

(3) 今天走在路上,莫名其妙被后面的人推了一把,害我差点跌倒,真是让人火大,那时候我应该……

(4) 今天早上走在学校里,发现大家都对我指指点点的,还一直笑,我觉得莫名其妙,后来才发现是被贴了张"我是笨蛋"的纸在背后,一定是阿呆干的……

(5) 在湿漉漉的走廊上奔跑,众目睽睽之下滑了一跤,旁边的人都是被吓到又想笑的样子,真是既难堪又尴尬……

2) 角色扮演:在人生的舞台上

每一组根据刚刚所讨论出来的方式,用表演的形式来报告。

教师在每组表演过后给予回馈,指出好处或坏处,并可请其他组补充另外更好的方法。

3) 结语

情绪的适当与正确表达很重要,因为它是人际沟通的第一步,如果没有正确地表达出自己的情绪,那你拿什么跟别人沟通? 表达情绪的方式有很多,如果不是用合宜的方式来表达,可能会造成不必要的误会或伤害。

东方的民族在情绪的表达方面比西方社会含蓄得多,这并不是不好,但是在某些时候,我们要能将自己的情绪表达出来,这是需要练习的,希望上过这堂课之后,大家都能用合宜的方式来表达自己的情绪。

3. 经验分享

邀请同学进行分享后,老师讲述情绪 ABC 理论的由来及艾利斯的简介,使学生进一步认识情绪对身心健康的重要性。

介绍情绪 ABC 理论:A(诱发性事件)并不能导致情绪反应 C,而是 B(信念)导致了情绪反应 C。用 D(驳斥)来挑战非理性信念,便可得到 E(效果)及 F(新的感觉)。

第三节　拓展训练项目

【活动分析】

在成长的过程中,个体会遇到各种各样的压力和挫折,此活动在学生学会识别和表达情绪的基础上开展,从而让学生了解和认识如何合理地应对压力和挫折,学会放松和减压,从而更好地保持积极情绪,健康成长。

一、相逢是首歌

【活动目标】　让学生意识到人生难免有压力和挫折,能正确、客观、辩证看待、认识压力和挫折。

【活动时间】　1 课时。

【活动准备】　无。

【活动方式】　室外平地活动。

【实施过程】

1. 大风吹游戏

成员站成一个圆圈,主持人说:"大风吹,大风吹,吹……的人站出来。"那么具有主持人所说的相同特征的同学应立即相互交换位置,违规者将走到大圈中间表演一个节目。

2. 鸡蛋变凤凰

老师介绍游戏方法:全体同学先蹲下作为鸡蛋,而后相互找同学进行猜拳 PK(用"剪刀、石头、布"的形式),赢者进化为小鸡,而后猜赢者找同是小鸡的同学再猜拳,猜赢者进化为大鸡,猜输者退化为鸡蛋,"大鸡"再找同是大鸡的同学猜拳,猜赢者进化为凤凰。以此类推。活动结束后记住自己的身份。采访成功进化为"凤凰"的学生:"在游戏中,你的感受是什么?"分别采访还是"鸡蛋""小鸡""大鸡"的学生:"在游戏中,你的感受是什么?"

3. 老师引导学生思考并回答游戏中的感受

学生甲:……

学生乙:……

……

4. 教师小结

在游戏中,我们并不是一帆风顺的,有的同学进化成功,有的同学进化失败。同样,在我们的学习和生活中,也不可能是一帆风顺的,有成功,也有失败,有顺境,也有逆境。这些失败,这些逆境,也就是挫折。挫折在我们学习的过程中经常出现,比如有些事做得不好,考试成绩不理想,和同学之间有矛盾,甚至受到老师的批评,这些时候,我们一定要正确面对。

【游戏要求】 ① 所有学生都要牢记蜕变的顺序及相应的姿势,按照规则猜拳 PK,不要颠倒顺序,更不能越级晋升;②专心参与,用心投入,互相尊重,注意安全。

【游戏延伸】 如果将这个游戏看成我们的人生或生活,进化的过程就是我们成长的过程,那么猜拳象征着什么?猜拳的结果又意味着什么?

(引出活动主题:挫折)提问导出:谁在蜕变过程中的每一次 PK 都是胜利者?(简单统计学生在蜕变 PK 中所遇到的失败,结合主题,让学生认识到人生不可能永远都成功、顺利,难免有困难和挫折,所以要学会正确面对和应对。)

二、抗压的秘诀

【活动目标】 面对压力和挫折,学生间相互分享资源,并学会采用积极的方式方法应对压力和挫折。

【活动时间】 1 课时。

【活动准备】 纸棒或者塑料棒、椅子若干。

【活动方式】 室内平地活动。

【实施过程】

1. 棒打薄情郎

全体学生围成一个圆圈,选一位执棒者站在圈内,由他所面对的人叫出另一个人的名字,执棒者马上跑到那位被叫的人面前,此时如果他无法马上叫出另一个人的名字,则执棒者棒打一下,将他喝醒。如果他能叫出另一位的名字,则执棒者就跑到那人面前,如果他无法马上叫出另一个人的姓名,则照样一棒打下去,如此连续下去。被棒打的人担任执棒者。

2．蜗牛的家

同学们围成一圈,然后把身体屈成 90 度后,用手从背后托起椅子,背在背上。每个人与前面的人保持距离,防止椅子相互碰撞。然后,保持弯腰驼背的姿势,所有学生转向顺时针的方向,跟着前面一个同学。教师提供指导语,想象我们都是小小的蜗牛,背上背着重重的壳。

控制行走的速度,不要完成得太快,留出足够的时间让学生体验蜗牛壳的压力。所有的学生走完一圈,回到原地,放下椅子,坐好。

【讨论】 （1）刚才背上压着东西是什么感觉？

（2）这种感觉在生活中是否也存在？

（3）蜗牛背着它的房子,那么,每天压在我们背上的是什么？

3．抗压天使

体验面临压力时用积极的理念与消极的想法对抗。

三人一组,大家轮流扮演天使、凡人与恶魔。担任凡人者说出那个自己觉得有压力的事件,恶魔的目的是让凡人压力更大,说出使人压力更大的话,天使则必须帮助凡人解除压力。每次由天使先说 30 秒,再换恶魔说 30 秒,每个人皆轮过三个角色为止。每个人轮流在组内说出刚刚扮演不同角色的感受。邀请愿意主动发表想法的同学分享。

结论:消除压力的方法有很多,有一种方法就是多听听自己的天使说话,让恶魔闭嘴,多想想一些乐观的、理性的、积极的方面。

三、勇往直前

【活动目标】 通过游戏,让学生明白很多事情不是一帆风顺的,都要经过很多次失败和挫折才能走向成功。

【活动时间】 1 课时。

【活动准备】 椅子若干、较大的布或者报纸若干。

【活动方式】 室内平地活动。

【实施过程】

1．诺亚方舟

（1）把数目比人数少一个的椅子围成一圈。除了"诺亚"外,其余的人坐在椅子上。

（2）每个人必须选个自己所代表的动物,每个人都必须要记住其他人所选择的动物。

（3）"诺亚"必须一一地走到每个人面前,他可以叫任何一个动物,被叫到的动物必须站起来跟着他走。当"诺亚"说:"洪水来了!"全部的人,包括"诺亚"必须赶紧找个空位坐下,没有座位的那人则变成"诺亚",原"诺亚"则变成该动物。直到有人三次扮演"诺亚",活动结束。

2．心有千千结

（1）分组后让每组队员手拉手站成一个面向圆心的圆圈。

（2）老师说：请记住你左面的人是谁，右面的人是谁。

（3）松开双手，任意走动，当老师说停时，在原地仍与你原来相邻的人牵好手，即你的左边和右边的人必须同刚才一样。

（4）在不松手的情况下，想办法把这张乱网解开，最后形成大家开始时手拉手围成的一个大圆圈。

（5）注意事项：不能抓自己身边队员的手，自己的两只手不能同时抓住另外一个人的两只手，在任何情况下，队员的手都不能松开。

3. 翻叶子

（1）整组人员站上"叶子"后由教师开始宣布规则。

（2）所有同学现在是一群雨后受困的蚂蚁，在水面好不容易找到一片叶子站上，却发现叶面充满了毒液，除非大家可以将叶子翻面，否则又将遭受另一次生命的威胁。

（3）整个过程都站在叶子上。

（4）所有人身体的各部位均不可碰触到叶子以外的部分，否则重来。

（5）用时最少者胜。

结论：成功是不易的，压力和挫折是常有的，在面对压力和挫折的时候，更重要的是要有坚毅的品质，学会利用身边的资源，与他人合作。

四、再接再厉

【活动目标】 了解自己的潜能，探索方法，挖掘自己的潜能。通过放松训练，学会正确舒缓压力，相信自己，克服畏难情绪。

【活动时间】 1 课时。

【活动准备】 椅子若干、一颗手心大小的球、A4 纸若干、水彩笔或蜡笔若干、轻音乐。

【活动方式】 室内平地活动。

【实施过程】

1. 食指的力量

（1）将全班分组，每组 10 人左右，围着一把椅子站好。

（2）活动程序：

先选一名个子最小的人坐在椅子上，其余的人每人伸出食指，合力将坐着的人连凳子一起抬起，轮流换一个人被抬。减少两个抬的人，试试结果怎么样？再减少两个人，试试结果。

（3）讨论与分享：

①活动之前，你有什么想法？觉得能抬起来吗？

②你们小组任务完成的情况如何？

③完成的说一下感受和经验，没有完成的分析一下原因，再做尝试。

④为什么我们能完成这个看起来不可能完成的任务？

2. 水晶球

将准备的球当作水晶球，从水晶球当中可以看到自己美好的一面，从某一位学生开始，拿着水晶球，叙述从水晶球当中看到的美好前景，其他学生给予回馈，然后传至下一学生。

3. 挫折垃圾桶

每位同学谈下以前自己有没有遇到挫折，和大家一起分享讨论。

每人用一张白纸写下遇到挫折时的各种情绪，并附上小图，然后以各种方式将它销毁。

4. 放松训练

教师念指导语，带领学生放松。

指导语如下：

首先请你用舒服的姿势坐好，用鼻子呼气，腹部吸气。双肩自然下垂，慢慢闭上双眼，然后慢慢地深深地吸气，吸到足够多时，憋气 2 秒钟，再缓缓地呼气。自己要配合呼吸的节奏给予一些暗示和指导语："吸……呼……吸……呼……"呼气的时候尽量告诉自己我现在很放松很舒服，注意感觉自己的呼气、吸气，体会"深深地吸进来，慢慢地呼出去"的感觉。同时想象这样的场景：我静静地躺在海滩上，周围没有其他的人；我感觉到了阳光温暖的照射，触到了身下海滩上的沙子，我全身感到无比舒适；海风轻轻地吹来，带着一丝丝海腥味，海涛在轻轻地拍打着海岸，有节奏地唱着自己的歌；我静静地躺着，静静地倾听这永恒的波涛声……

舒缓恬静的音乐在你耳边响起，随着你呼吸的放慢，你的心情也慢慢平静下来。请你仔细听着舒缓恬静的音乐，放松你的眼皮，慢慢地，你感到你的眼皮很重很重，你感到非常舒服，眼皮的力气在慢慢消失，你体会眼皮力气消失后的感觉；现在请将你的注意力高度集中于你的面部，面部的肌肉开始放松，再放松，面部肌肉的力气也在慢慢消失，你体会面部力气消失的感觉，非常舒服；你继续体会力气消失后的舒服的感觉，现在你的注意力高度集中于颈部，颈部肌肉放松，再放松，颈部的力气消失了，你体会颈部力气消失后的舒服的感觉；现在请将你的注意力高度集中于肩部，肩部的肌肉放松，再放松，肩部的力气消失了，你体会肩部力气消失后的舒服的感觉；现在请将你的注意力高度集中于胸部，摒弃一切杂念，你体会胸部气力消失的感觉，胸部的力气在慢慢消失，非常舒服，你继续体会胸部力气消失后的舒服的感觉；现在请将你的注意力高度集中于腹部，腹部的肌肉放松，随着你的呼吸，腹部的力气在慢慢消失，你体会腹部力气消失的感觉，腹部的力气消失了，非常舒服，你继续体会腹部力气消失后的舒服的感觉；现在请将注意力高度集中于你的双脚，慢慢地，你感到双脚的力气消失了，两条腿不想动，完全不想动，你感到非常舒服，继续体会双脚力气消失后的舒服的感觉；现在请将你的注意力高度集中于双手，慢慢地，你的两只手上的力气消失了，完全消失了，两只手感到很重，但又非常舒服，你体会双手力气消失后的舒服的感觉。好的，你的全部身心现在都已经完全松弛下来了，感到非常轻松，非常舒服，你的眼皮很重很重，不想睁开，也不能睁开，你能听到音乐和我说话的声音，其他的声音越来越模糊，你已经进入催眠状态，非常舒服，你再不会为任何事情紧张、焦虑、烦恼……

当音乐结束你就会醒来，醒来以后，你发现周围的一切都很明亮，你的大脑就像水洗过一样清晰，精神非常饱满，你再不会为任何事情紧张、焦虑、烦恼，肯定是这样。现在音乐马上就要结束了，你马上就会醒来，醒来以后，你周围的一切都很明亮，你的大脑非常清晰，精神非常饱满。好的，音乐结束了，你醒了，请你睁开眼睛。

结论：每个人都有强大的潜能，面对压力和挫折的时候，应及时调动潜能，并采用正确的放松方法，调节消极情绪，激发积极情绪。

五、珍惜美好

【活动目标】 通过自己对他人、他人对自己的祝福、鼓励或感谢来触动心弦,重新获得力量。

【活动时间】 1课时。

【活动准备】 便利贴若干、背景音乐等。

【活动方式】 室外平地活动。

【实施过程】

1. 热身活动:松鼠与大树

(1) 三个人一组,两个人扮演大树,围成圈,一人扮演松鼠,站在圈中。

(2) 教师喊"大树跑",大树就要立即解散,重新和其他大树组成圈,并选择松鼠围在圈中,之前助手加入到游戏中,多出来的没组成圈的大树要出来;同样,喊"松鼠跑",松鼠要逃跑,到别的大树身边;喊"地震了",全都要解散。

(3) 在场每个人都要加入,最后几轮下来会出来几个没抢到位置的人,可以让他们谈感受,也可以从中引出压力的存在。

2. 突围与闯关

学生自愿报名做挑战者。

突围:学生手拉手肩并肩面对面紧紧地围成一个圈——"围城",并快速走动。挑战者站在中央,想方设法伺机从"围城"中突围,活动过程中不得有打人现象,注意安全。

闯关:学生手拉手肩并肩背对背紧紧地围成一个圈,挑战者站在圈外,想方设法闯入"城"中央。活动直至挑战成功为止。若挑战不成功,挑战者要举手表示投降。活动后团体分享。

3. 请给我留言

教师先请每位同学在便利贴上方写下自己的名字,字迹工整,不要写得太大,然后请同伴帮忙把它固定在自己的背后,写着名字的一面为正面,请同学在纸上留言,留言可以不署名。可以写几句鼓励的话或者温馨的祝福,也可以是这位同学的优点,最重要的是给予鼓励和祝福。

教师宣布活动要求:①态度要认真、真诚,切忌开玩笑、胡乱涂画以及不负责任地乱涂一通;②尽量给更多同学留言和送祝福,这样你也会收获他人更多的留言和祝福。

请同学们安静下来后,换上悠扬的轻音乐。让同学放下一切手中的活动,取下便利贴,用心去读同学们的期待与祝福,好好收藏这一份感动。

分享活动过程中的感受,因为时间有限,一个人不可能给班里每一位同学都送出祝福,希望有同学能主动站出来说说自己对全班同学的祝福或者此刻自己想要说的话。

4. 大团圆

请大家站立,围成圆圈,将两手搭在两侧同学的肩上,聚拢静默30秒。然后随着音乐轻轻地哼唱歌曲《阳光总在风雨后》,并随着旋律自由摇摆。使全体学生在一个充满温馨、甜蜜而有内聚力的情景中告别团体,走向生活,留下一个永远的、美好的、极有象征性的、难忘的记忆。

第四节　回馈与反思

兄弟同心，其利断金

环建学院　吴鸿飞

"心有千千结"活动让我收获很多，我们先牵起左右两边人的手，记住之后，随意走动，当老师喊停的时候，我们随即停下，站在原地，再次牵起原先左右同学的手，这时每个人的手都是交叉在一块的，我们的任务就是恢复原来的模样。

我必须得自我反省，在这个环节中，我有很多次是想放弃的，认为这本身就是一个死结，最终我们成功解开，让我内心产生了很大的愧疚。

在活动的过程中，几个学姐充当了领袖的角色，指挥大家行动，几个男生负责从高空看整个布局，几个比较小巧的女生蹲下来，穿梭其中，虽然我几次认为这是个不可能完成的任务，但是我也给出了一些建议，且完成了一个比较困难的动作，算是对我内心不坚定、不相信自己和同伴的一点补偿吧。

最后，经过很长时间的不懈努力，我们还是成功了，当我们完全解开的时候，我们又一次像小时候一样开心，为自己鼓掌。

其实，我们在平常的班级建设中同样会发生类似的一些问题，一些人，例如这次活动中的我，会对任务产生怀疑，对自己产生不信任，也没有信任他人，这样的心理就很不对。我经历这个活动后认识到，即使任务再复杂，再困难，一定要信任自己和同伴，这样才能发挥自己和班级最大的能量。即使像老师说的，这个活动的结果可能是解不开，就相当于失败，但是，最后的形状是两个同心圆，也就是说，即使失败，也不失为一种完美，所以，信任在生活中是必不可少的。特别是在大学，或许班级的概念没有那么强，但是一旦我们有了班级、年级、学院、学校这些概念，一旦将自己融入其中，信任别人，和他人团结在一起，我相信，我们会比现在的自己更完美！

我的心情我做主

美术学院　何明明

这不是一次普通的娱乐活动，而是活泼生动又非常具有教育和纪念意义的心理辅导。有研究表明：人类对听到的大约可以记住 10% ，对看到的大约可以记住 25% ，对亲自经历过的大约可以记住 80% 。下午的训练，使平时耳熟能详的"调节情绪"变得内容丰富、寓意深刻。拓展带来了心灵的冲击，引发内心的思考。以下是我自己的心得和感受。

团体心理辅导并不是纯粹的理论知识培训,而是结合活动练习,通过活动使我们学到许多知识。

这次培训让我感受最深的就是课程设置非常人性化,上课过程中我们也都非常开心。以前,辅导就是老师在上面讲,我们在下面听,讲的人和听的人大都不耐烦,内容很枯燥,没有真正学到什么知识。而这次辅导,我们大家打成了一片,很亲切,感觉很好,觉得通过做游戏也可以很快乐地得到很多的东西。

在活动"鸡蛋变凤凰"中,我一直没有进化成凤凰,有好几次都是刚刚变成"小鸡"就被 PK 掉,从鸡蛋开始,从头再来。通过从鸡蛋—小鸡—大鸡—凤凰的进化,我知道了成长中挫折是避免不了的,而我们要做的就是用正确的心态对待挫折。

不仅如此,我还明白了,生活中的压力和挫折并不完全是坏事,出现问题后,除了自己解决以外,还可以寻求身边的资源,比如说老师、同学、好朋友、家人等的支持。放松训练更是让我在紧张、焦虑的情绪状况下放松舒缓。

以前当我心情很差的时候,老是一个人躲起来,消极痛苦。完成这几个活动以后,我深刻地体会到了一个道理:事情不能影响心情好坏,我的心情最终还是我做主。

第八章 积极心态,目标明确

第一节 原理探讨

一、关于积极心态

现代积极心理学创始人塞利格曼在《真实的幸福》一书中把积极情绪分成三类:与过去有关的、与现在有关的和与未来有关的。与未来有关的积极情绪包括乐观、希望、信心、信仰和信任。而路桑斯(2006)则认为心理资本就是个体在成长和发展过程中表现出来的一种积极心理状态,自我效能、希望、乐观、韧性是最核心的积极心理资本。

(一)自我效能

有效地改变生活和改善健康往往具有挑战性,但幸运的是,我们有一系列的心理和社会途径帮助我们改变。其中,自我效能就是其中一种。班杜拉定义自我效能是个体对自己是否有能力控制情况并产生积极结果的信念。如果有问题需要解决,自我效能(也就是具备"我能行"的态度)与去寻找解决方案有重要的关系。大家熟知的安慰剂效应,即使没有实际效果,也能在治疗中产生积极反应。这实际上来自个体对治疗有效性的信念。你能减掉 5 公斤体重吗?也许可以,也许不行,但如果你坚信可以做到,则已经带来了安慰剂效应。自我效能的力量就是来自自我信念。

(二)乐观

关于乐观有两种理论:一种理论认为乐观是种人格特质,以普遍的乐观期望为特征,也就是气质性乐观;另一种理论认为乐观是种解释风格。气质性乐观是总体上期望未来好事多于坏事。卡佛认为乐观的人在困难面前会继续为目标而奋斗,还会采取有效的应对策略,不断调整自我状态,以便尽可能实现目标。乐观是个相当稳定的特质,具有 25% 的遗传度。而塞利格曼认为乐观的人把消极事件或体验归因于外部的、暂时的和特殊的因素,比如大环境不好;而悲观的人则把消极事件或体验归因于内部的、稳定的和普遍的因素,比如自己能力不足。

(三)希望

斯奈德把希望定义为在成功的动因(指向目标的能力水平)与路径(实现目标的计划)交叉所产生的体验的基础上,所形成的一种积极的动机状态。也就是说,他认为希望主要包括两个部分,一个是能力,一个是动力。能力是指能够规划出克服困难、实现目标的路径,动力指愿意沿着这些路径前进。人们在追求任何一个有价值的目标时,希望的强度由下面三个因素共同决定:对结果或目标的价值评定;对达到目标的所有可能路径的思考,以及相应的期望;对自身动力的思考,以及对自身能多么有效地沿路径前进的思考。以上三个因素都取决于在当前情境下,人们根据先前知识、过去经验在以下两个方面的思考:根据自身对相关因果的了解来思考实现目标的路径;根据自身在启动事件因果链条上的经验来思考实现目标的动力。斯奈德用图示呈现了他的希望理论,如图 8-1 所示。

根据斯奈德的希望理论,后人借鉴认知行为疗法、焦点解决疗法和叙事疗法的思想,提出了希望疗法,目的是帮助来访者形成清晰的目标,找出实现目标的多条路径,激励自己去追求目标,把障碍视作挑战。

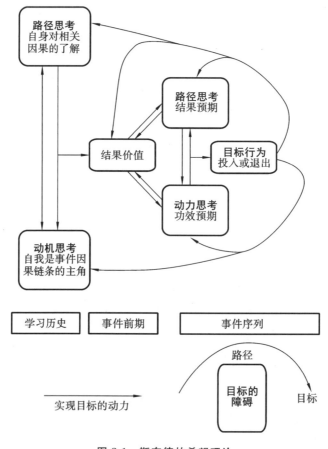

图 8-1 斯奈德的希望理论

(四)韧性

临床心理学中,马斯腾和里德将韧性定义为:以在重大困难或危险情境中能积极适应为特征的一类现象。韧性不仅包括从困境中,还包括从非常积极、具有挑战性的事情中恢复过来的能力及超越平凡的意志力。

诸多研究表明,自我效能、乐观、希望和韧性与学业成绩、职业适应和家庭生活密切相关,乐观和希望还可以预测身心健康,是个体心理健康和社会适应水平重要的预测变量。

二、关于目标

目标指期望的成果,这些成果可能是个人的、部门的或整个组织努力的结果。目标作为活动的预期目的和结果,它可以对人产生巨大的激励作用,主要表现在三个方面:

一是在目标确定后,由于它能使人明确方向、看到前景,因而能起到鼓舞人心、振奋精神和激发斗志的作用;

二是在目标执行过程中,由于目标的制订都具有一定的先进性和挑战性,在实际工作中必须通过一定的努力才能达到,因而有利于激发人们的积极性和创造;

三是在目标实现以后,由于人们的愿望和追求得到了实现,同时也看到了自己的预期结果和工作成绩,因而在心理上会产生一种满足感和自豪感,这样就会激励人们以更大的热情和信心去承担新的任务以达到新的目标。

美国管理大师彼得·德鲁克(Peter F. Drucker)于1954年在其名著《管理实践》中最先提出了"目标管理"的概念,其后他又提出"目标管理和自我控制"的主张。德鲁克认为,并不是有了工作才有目标,而是相反,有了目标才能确定每个人的工作。

1. SMART 原则

德鲁克提出了设定目标的5项原则:明确的(specific),可衡量的(measurable),能达成的(attainable),相关的(relevent),限定时间(time-bound)。

2. 连锁塑造

连锁塑造就是指通过小步骤反馈来达到学习目标,也就是说,首先要把目标分成几个小目标,每完成一个小目标就要进行反馈或强化,最终达到终极目标。

一个怀有希望的人,也就是拥有实现目标所需要的"动因"与"路径"的人,他去克服困难的动力更强,也就更有能力去克服各种困难,因此也就更有韧性。自信的人可以把希望、乐观和韧性迁移并运用到他们某一特定生活领域的具体任务中去。心理资本的自我效能、希望和韧性可以通过内化的知觉理解成是自己可以控制的,进而有助于形成乐观的解释风格。

综上所述,在个体发展过程中,自我效能、乐观、希望和韧性的相互作用可以让心理资源效益最大化,不断实现目标,提升自我,创造更精彩的人生。

第二节　辅导示范课

【活动分析】

在面临较为复杂的问题时,经验不足的个体可能会退缩,不敢尝试,从而影响任务完成进度。本活动针对以上现象进行设计,使参加者思维活跃,以帮助学生调整认知,提高自信,体验到明确目标、合理计划、良好沟通的重要性,从而培养学生的积极心态,提高团队合作能力。

【活动目标】

(1)帮助学生提高自我觉察能力,进而调整认知;

(2)强化学生的目标意识和沟通意识,提高学生设置目标、制订合理计划的能力;

（3）练习以小组为单位解决问题,培养学生运用心理资本解决问题的能力和团队合作能力。

【活动时间】 1小时。

【活动准备】

人数:10~20人。

道具:眼罩若干(数量多于人数)、24米的长条扁绳(打上很多结)。

【实施方式】 室外平地活动。

【活动过程】

1. 任务

大家戴上眼罩,在40分钟以内找到并解开绳子上所有的结,将绳子拉成一个面积最大的正方形,所有队员均匀分布在正方形绳子外围,不能分配的人站在正方形的中央。在项目进行当中所有队员不得以任何理由摘下眼罩或偷看。

2. 活动布置

所有队员先将眼罩戴上,保证眼睛完全被遮挡住,即使眼睛的余光也看不见外面的事物。

戴好眼罩后注意听口令:全体向右转,向右转,向后转,上前三步走,向左转,上前两步走。然后所有人站在原地不动。

项目的规则和要求只说一次,大家需要听清楚,在项目进行的过程中不允许问任何关于项目的问题。

这个项目的名称叫作"盲阵",我们的任务是在规定时间内,找到并解开绳子上所有的结,并利用大家的绳子组成一个最大化的正方形,并且使我们的所有队友相对均匀地分布在这个正方形的四条边上。项目开始!

3. 讨论分享

1)团队成员的沟通意识

（1）学生理解在问题解决过程中沟通的重要性。

（2）倾听是保持有效沟通的前提。

（3）信息的准确传达。

提问:

（1）这个项目中你们认为最困难的环节是什么?

（2）在制订方案时我们是否明确目标和规则?

（3）在团队开始行动时我们每个人是否明确行动方案?

（4）我们为什么在方案确定之后还要争论?

（5）你刚说的话别人是否明白?

（6）当你否定别人的见解时是否真正了解别人的意图?

引导:

（1）团队成员之间的沟通是否充分、有效,将决定团队工作的效率。

（2）矛盾和冲突的产生,常常是因为人们多以自我为中心,坚信自己是正确的,而没有从别人的立场去考虑。

（3）倾听对方、理解别人,然后才能被别人理解。

（4）沟通的关键不在于向别人诉说自己的观点，而在于是否聆听别人的意见。

（5）当你的建议被团队否决时，你如何调整心态？

学生表现：

（1）开始的一段时间里，全队比较混乱，意见不统一；

（2）过程中有学生开始放弃，更有打击同伴积极性的现象。

2）理解团队领导人及其领导风格对完成任务的影响和重要作用

提问：

（1）领导是如何产生的？

（2）你觉得领导风格对活动的进行有什么影响？

（3）你是如何听从领导安排的？

引导：

（1）有效的领导是保证形成团队凝聚力，顺利完成团队任务的重要保障。

（2）领导的职责是确定目标和方向、组织、激励。

（3）有效领导者通过组织与人员配置去完成目标。

学生表现：

（1）领导经常会表现出独断、急躁；

（2）领导经常会被别人替换；

（3）专家成为领导；

（4）领导形同虚设，没有起到领导作用；

（5）领导缺乏决断力；

（6）所有人都是领导。

3）培养团队决策能力

（1）正确把握民主和集中的尺度。

（2）在适当的时候使用团队决策或个人决策。

提问：

（1）在发生冲突时怎么办？

（2）项目成功取决于哪些因素？

（3）团队的和谐有赖于哪些因素？

引导：

（1）各持己见、独立行事是团队问题解决的最大障碍。

（2）如果出现预料之外的情况，团队成员应该冷静下来。

（3）在团队领导人的领导下，共同寻找解决问题的方法。

（4）用团队决策四部曲：了解资源，设计讨论，选择实施，总结修正。

（5）实施方法 PDCA。

①计划（plan）：界定问题，确定决策标准，设计备选方案。

②启动（do）：选择满意方案。

③评价（check）：检查和评价方案。

④行动（action）：实施方案。

学生表现：

（1）各持己见。

（2）有了解决方案但迟迟没有行动。

（3）消极对待与自己意见不一致的决策。

4）培养学生科学的思维方式——定量分析和定性分析

提问：

（1）什么条件能决定一个正方形？

（2）一个最好的方法是什么？

（3）科学的思维方式是什么？

引导：

（1）提出问题，分析问题，解决问题，检验。

（2）PDCA。

（3）在开始工作之前，应该根据要求明确目标，制订详细的工作计划，合理安排各种资源（包括团队拥有的人力、物力、时间），保证资源的优化配置，用科学、合理、有效的方法完成任务。

学生表现：

（1）没有检验成果是否合格，就匆忙要求结束活动。

（2）经常用感觉来确定直角。

（3）没有一个可适用的工具而放弃了一个科学的方法。

5）使学生理解角色定位及尽职尽责地完成本职工作的重要性

（1）团队角色。

（2）名义队长和实际队长。

（3）缺勤管理和闭嘴理论。

（4）"致信给加西亚"。

提问：

（1）为什么在这个项目中有人始终保持沉默？

（2）积极沉默和消极沉默有什么样的区别？

（3）你认为你自己在团队中是一个什么样的角色？

（4）作为一个团队领导你认为应该扮演一个什么样的角色？

引导：

（1）我们是一群有缺陷的人在成就一件完美的事情。

（2）认同差异，个性互补，增加弹性。

（3）一流的方案由于二流的执行造成三流的结果。

学生表现：

（1）有学生游离于团队之外。

（2）有学生没有完成交付的工作。

（3）有人先拿到绳子就扮演组织者的角色，但他可能并不是一个合适的组织者。

（4）有人将绳子丢弃。

【注意事项】

安全监控：

（1）注意绳头队员的走动，不要被绳子绊倒。

（2）注意场地的平整。

（3）摘下眼罩前提醒大家注意阳光对眼睛的刺激。

（4）注意队员眼镜放置的位置，不要被踩到。

（5）夏天要注意选择阴凉避暑的地方，防止队员中暑。

项目监控：

（1）把绳子交给参与性不强的队员。

（2）适当提醒时间。

（3）大家顺利完成任务后让大家确认结果。

其他注意事项：

（1）项目前的准备工作。尽量选择在无坡度、无障碍的户外进行，例如篮球场、足球场等；若在室内进行则需保证有足够宽敞的空间供大家活动开来。若遇地面不平的场地，必须提前告知学生，并提醒学生初步感受一下地面的状况。

（2）绳子的准备。盲阵所用的绳索一定要粗，否则在蒙住眼睛的情况下不容易操作。绳子最好准备三条，分别为不同的长度（但一定要计算周长，否则项目无法完成，按照组成后的正方形每条边至少四人计算，绳子准备在18～25米之间最为合适）。绳子准备妥当后用不透明的袋子装起来保密，并且在绳子上打上一些小结，或将绳子结成环，这样操作可以增加一个回顾点（要达到正方形最大化则必须解开这些结或环）。

（3）在项目进行的过程中教练拒绝回答学生任何关于项目的问题。

（4）在项目结束时教练应要求学生在闭着眼睛的情况下打开眼罩，在适应光线的情况下再慢慢睁开眼睛，以免强光伤害到学生的眼睛。

（5）该项目还可以作为团队竞争类的项目，同时还可以演变为三角形、组合图形等操作方法。

【变通】

（1）整队集合。

（2）由助理发给学生每人一个眼罩。强调在项目进行过程中，没有老师的允许不能取下眼罩。老师讲明信任每一位参与者。违反规则的退出项目，并受到相应的惩罚。

（3）老师讲解规则第一步：将眼罩戴上，向右、向左转两圈，向左走三步，寻找一团麻绳（5分钟）。找到后示意"已经找到了"。

（4）学生找到麻绳后，老师讲明规则的第二步：将绳子交给你认为能带领你们做好这个项目的人（领导人）手中，领导人接受任务。每个队员从现在起不准讲话（领导人除外），在领导人的带领下在规定时间内（30分钟）将麻绳摆放成相应图形（如正三角形、正方形、等腰直角三角形），每个人均匀分布在绳子边。

（5）在项目操作开始后，为了达到训练效果，可以让参训团队的一名领导摘下眼罩在一旁观察每个人的表现。

第三节　训练项目

一、蜘蛛网

【活动准备】

人数：不限，人数较多时，需要将学生划分成若干个由 8～12 个人组成的小组。

道具（每个小组）：

(1) 选取两棵结实的大树（用来支撑蜘蛛网），如图 8-2 所示。

(2) 尼龙绳或其他类似的绳子（用来编织蜘蛛网）。

(3) 8 个如图 8-3 所示的螺栓，或者几节电线，甚至几小节绳子亦可（用来把蜘蛛网固定在树上）。

(4) 蒙眼布，如果有人被蜘蛛咬着了，他的眼睛就会被蒙起来。

可选道具：用来做警报器的小铃铛；用来制造气氛的大橡胶蜘蛛。

架设蜘蛛网的具体方法如下：

(1) 用螺栓或绳子在 2 棵树上做出 8 个固定点，每棵树上 4 个点，最低固定点距离地面约 20 cm，同一棵树上的固定点间距为 70 cm。这样最高固定点距离地面为 2～3 m。

(2) 固定点做好后，利用固定点来测量编织蜘蛛网边框所需的尼龙绳的长度。

尼龙绳的长度＝（两棵树的间距＋最高固定点与最低固定点之间的距离）×2

在编织边框之前，最好先在尼龙绳上打出绳结。绳结的做法是从尼龙绳的一端开始，每隔 10～15 cm 打一个结。打绳结的作用是阻止内部网线的任意滑动（见图 8-4）。

(3) 编织蜘蛛网的边框。具体做法如下：从树 1 开始，把尼龙绳的一端系在树 1 的最低固定点上；用绳子由下至上穿过树 1 的其他三个固定点，到达最高固定点；把绳子从树 1 的最高固定点拉到树 2 的最高固定点；用绳子从上到下穿过树 2 的 4 个固定点，到达最低固定点；把绳子从树 2 的最低固定点拉回到树 1 的最低固定点；拉紧绳子，形成一个长方形，把绳子的剩余部分固定在树 1 的最低固定点上。

(4) 编织蜘蛛网的内部。从边框的一个角落开始，模拟蜘蛛网的样子，编成一张网。注意要在网上编出适量的足够大的网洞，以便游戏时队员们能够从中钻过去。

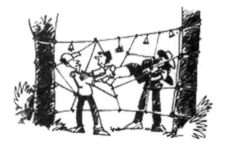

图 8-2　大树支撑蜘蛛网

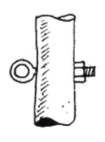

图 8-3　螺栓

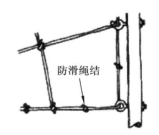

防滑绳结

图 8-4　防滑绳结

（5）（可选）蜘蛛网编完之后，可以在网上放上一只橡胶蜘蛛和一个小铃铛。橡胶蜘蛛可以烘托气氛，小铃铛可以充当警报器，告知大家有人触网。

【注意事项】

注意不要让游戏者从网洞中跌落下去。

【活动过程】

（1）将游戏者分成若干个由 8～12 个人组成的小组。

（2）致游戏开场白。开场白如下：

你们小组陷入一片原始森林之中，走出森林的唯一出路被一个巨大的蜘蛛网封锁了，你们必须从蜘蛛网中钻过去（不能绕过去，也不能从网的上面或下面过去）。值得庆幸的是，蜘蛛目前正在睡觉。但是非常不幸，蜘蛛很容易被惊醒。在穿越蜘蛛网的过程中，任何人一旦碰到蜘蛛网，不论轻重，蜘蛛都会立刻被惊醒，并扑过来咬人，结果是造成正在穿越的人和已经过去的人立刻双目失明。另外，每个网洞只能用一次，即不同的人必须从不同的网洞穿越过去。

（3）在多个小组参加游戏的情况下，让先做完游戏的小组成员做监护员，观察其他小组完成游戏的情况。

（4）等所有小组都做完游戏之后，引导队员们就团队合作、沟通、冲突和领导等问题展开讨论。

讨论的问题：

①你们在游戏过程中碰到了什么问题？

②你们是怎样分析问题的？每个人的任务是什么？

③你们是如何克服困难的？

④哪些因素有助于成功地完成游戏？

⑤游戏过程中有无冲突产生？你们是如何处理冲突的？

⑥游戏过程中有无领导者产生？其他人是否属于被迫接受领导？他们对此感受如何？

⑦这个游戏揭示了什么道理？

【变通】

（1）可以在游戏进行过程中变更游戏规则，加大游戏的难度。

（2）触网的后果也可以是立刻使游戏者失声。

（3）如果你发现某些人领导欲极强，已经完全控制了整个游戏，你需要改变这种局面，那么，你可以让蜘蛛咬他们一下。这样，他们就会失明或失声。这种失明或失声可以是暂时的（比如 5 分钟）；也可以是永久的，即持续到游戏结束。这样就可以使其他人也有机会充当领导的角色。

（4）如果可能会多次玩这个游戏，那么我们建议你用 PVC 管子做一个支架，用来支撑蜘蛛网。在管子上打出固定点，拉好网线。这样每次做培训的时候，把它拿出来用就可以了。

（5）为了增加游戏的难度，你还可以要求每个小组带着满满的一桶水穿越蜘蛛网，这桶水可以被描述成解毒药水，用来在穿越成功后治疗那些被蜘蛛咬伤的人。

二、飞越激流

【注意事项】 通常情况下，不允许在悬挂的绳子上打结，如果队员坚持这样做或者队员年龄较小,可以考虑在绳子末端打一个结,距地面1米左右,这样他们就可以用两腿夹住绳结比较容易地摆过去。

【活动准备】

(1) 选择一个高大粗壮的树杈,在上面系上准备好的粗绳子。绳子的用处是帮助小组成员"渡河"。绳子要足够长,以保证游戏者能抓着绳子从"河"的一边像荡秋千一样飞到河的对岸,如图8-5所示。

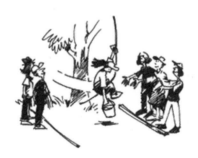

图8-5 飞越激流

(2) 根据飞越的方向,确定河的位置和宽度。在标记两岸的位置上,放上两根木条,或是用绳子拉出两根线。如果使用绳子标记河岸,最好先打出4个木桩,然后再拉绳子。

(3) 给每个小组的桶里装水,水装到距桶边2 cm或3 cm为止。

【活动过程】

(1) 分组后,设置情境。

你们在野外勘探稀有金属和矿石,挖掘工作正在进行中。突然,正在开凿的岩洞出现部分坍塌。你所在的小组侥幸逃了出来,可是,还有很多成员被困在岩洞中,艰巨的营救工作落到了你们小组的肩上。营救的唯一希望是炸开落下的巨石。你们小组赶回营地,取了一桶液体炸药。现在你们需要快速返回到出事地点。不幸的是,一条布满鳄鱼的急流挡住了你们的去路。你们可以通过绳子从河上荡过去,但是在飞越的过程中必须有人要携带那桶液体炸药,而且一滴也不能洒。如果不小心弄洒了炸药,即便只有一点点,携带炸药的人都必须回去,重新开始。如果有人在渡河的过程中不小心碰到了河面,这个人就会被鳄鱼吃掉。一旦发生了这种情况,整个小组都必须回到对岸,重新开始。你们面临的第一个挑战是绳子悬在河的中央,必须想办法把它拉到岸边来。注意,任何人都不许接触河面。

(2) 等所有小组都做完游戏之后,引导队员就团队合作、克服困难等话题展开讨论。

讨论的问题:

①你们在游戏过程中碰到了什么问题?你们是如何对问题进行分解的?每个人的任务是什么?

②哪些因素有助于成功完成游戏?

③你们遇到了什么困难?你们是如何克服这些困难的?

④游戏过程中有无领导者产生?这个游戏揭示了什么道理?

⑤如何将这个游戏和我们的实际生活联系起来?

【变通】

(1) 设置完成游戏的时间限制,告诉队员岩洞中的氧气仅能维持一段时间,让他们必须在规定的时间内完成渡河任务。

（2）可以采用体育馆内的爬绳在室内开展此类游戏。

三、搭桥过河

【项目类型】　户外素质拓展游戏、竞技娱乐游戏。

【参赛人员】　每队派六人上场（2 男 4 女）。

【场地要求】　一片空旷的大场地。

【比赛赛距】　30 米。

【需要道具】　小地毯（报纸或者毛巾布等）。

【竞赛方法】　赛道两头各一组，每组分三人，自由组合，起点组手持四块"小地毯"，由第一个队员向前搭放"小地毯"，第三个队员不断地把身后的"小地毯"传给第一个队员，三人踩着"小地毯"前进 30 米，要求脚不能触地，绕过障碍物，待三人全部过界后另一组将接过"小地毯"以同样的方式往回走，最先到达起点的为胜。按时间记名次，按名次记分。

【竞赛规则】

（1）参赛队队员在起点线外准备。待一组队员全部到达终点时另一组才能开始接力。

（2）比赛过程中只要有脚触地的情况，均视为犯规，并按触地次数增加比赛用时。

四、珠行万里

【游戏简介】　整个团队每个队员手拿一根半圆形的球槽，将球连续传动（滚动）到下一个队员的球槽中，并迅速地排到队伍的末端，继续传送前方队员传来的球，直到球安全到达指定的目的地为止。

【游戏人数】　12～16 人。

【场地要求】　空旷的平地。

【需要器材】　乒乓球、球槽。

【游戏时间】　约 40 分钟。

【活动目标】　感受团队间有效的配合、衔接以及自我控制能力，为了共同的目标，本着团队责任感，做好每一个环节。

五、三个进球

【人　　数】　不限。

【道　　具】　（每个小组）1 个大垃圾桶（用来接球）、40 个网球（放在袋子或盒子里）。

【概　　述】　这个游戏说明了指令明确在协同工作中的作用。

【目　　的】　展示良好的沟通对于提升成绩的作用。

【安　　全】　注意不要被乱飞的球砸到。

【步　　骤】

（1）每组选出一个选手站在前面。

（2）让选手面向某一个方向站好，目视前方。不可以左顾右盼，更不能回头。然后，把装有40个网球的袋子交给他。

（3）把垃圾桶放在选手的身后，垃圾桶与选手间的距离约为10米。注意不要把垃圾桶放在选手的正后方，要让它略微向旁边偏出一些。

（4）告诉选手他的任务是向身后的垃圾桶里扔球，至少要扔进3个球才算成功。告诫选手不许回头看自己的球进了没有，落在了哪里。

（5）让其他队员指挥选手，告诉他如何调整投掷的力量和方向才能进球。注意，这里只允许通过语言传达指令。

（6）等选手扔进了3个球后（这可能会颇费周折），问他"是什么帮助他实现了目标"，问其他队员是否也觉得很有成就感。

（7）引导队员就如何在工作中加强沟通展开讨论。

讨论的问题：

①哪些因素帮助你实现了目标？哪些因素增加了实现目标的难度？

②负责指挥的队员是否感觉好像自己进了球一样？

③如何才能更快更好地实现目标？

④这个游戏揭示了什么道理？

⑤如何将这个游戏和我们的实际生活联系起来？

【变通】 可以蒙上选手的眼睛，而且不让他正好背对着垃圾桶，这样，其他队员必须先指挥选手调整方向，直到基本上背对着垃圾桶，然后选手才能开始投球。这种做法可以增加游戏的难度和趣味性。

六、培养乐观主题活动

【活动时间】 1小时左右。

【主题辨析和活动目标】

综观国内外心理学有关乐观的研究成果，乐观被解释为一个与个体的未来定向密切相关的概念，是影响人的身心健康的重要因素。塞利格曼（1998）把乐观看作一种解释风格。他认为一个人选择乐观还是悲观，取决于其解释问题与挫折的方式是采取乐观的归因方式还是采取悲观的归因方式。其中，乐观产生健康、康复和精神。Schweizer（2001）等人的研究结果表明，在压力情境下乐观主义者比悲观主义者的工作表现更好，因为乐观者和悲观者采用了不同的策略来应对他们所面临的问题，乐观者使用积极的应对策略，而悲观者更可能采用分心和否认的策略。因此，培养学生的乐观情绪，对学生积极面对未来有必要意义。

塞利格曼把归因风格理论融入ABCDE认知疗法当中，认为学会乐观是识别和评估不幸（A，accident）、信念（B，belief）和结果（C，consequence），然后通过悲观思想争辩（D，debate），激发（E，effort）成功的动力和行为。让学生学习乐观心态，可以将ABCDE认知疗法融入主题活动中进行设计。

【活动原则】

（1）以学生为本的原则：以无条件尊重学生为前提，和学生一起融入活动、诚心交流，悦纳不同学生的优缺点，真正把学生当成一个有独立人格的人来看待。在尊重、关怀、帮助、谅解、信任的和谐气氛之中引导学生。

（2）以活动为载体的原则：本次活动侧重集体游戏辅导，根据学生的年龄特点，选择以活动为载体，活动安排体现趣味性，让学生在他们感兴趣的活动中自觉或不自觉地接受活动内容。

【准备工作】 PPT。

【活动程序】

1. 第一环节：导入

（1）导入材料：

世界上大多数人都是悲观的，他们倾向于认为别人比自己乐观。乐观的人寿命更长，塞利格曼对 70 个心脏病人进行了测试，17 个被测试为最悲观的病人中，有 16 个没有经受住第二次心脏病发作而去世了；而 19 个被测试为最乐观的人中，只有一个人被第二次心脏病发作夺去了生命。乐观是抵抗疾病的第一道防线。研究表明，具有乐观性格的人在保险公司销售人员中，往往是销售业绩冠军。乐观的学生将来很少得抑郁症，走向社会后，在工作成绩和社会地位方面均超过悲观的人。

（2）教师导言：

生活中成功的人很多，从材料看，乐观心态是成功的因素之一。成功者遇到困难，仍然保持积极的心态，用"我要！我能！""一定有办法"等积极的意念鼓励自己，于是便能想尽办法，不断前进，直至成功。大家也清楚，乐观心态对自己的学习效果的影响是至关重要的。如果你以积极乐观的心态面对每一项学习任务，那么你的学习兴趣会随之提高，学习效果也会随之提高。怎样才能使自己具有乐观心态呢？这节课就来探讨这个问题。

2. 第二环节：两种不同的心态

（1）教师导言：

美籍华人、著名的心理学家李恕信在《潇洒的母亲》一书中写了一则故事——《开对你的窗户》。故事是这样的。某镇上住着一个小女孩。一天，她打开窗户，正巧看见邻居在宰杀一条狗。小女孩看着那悲惨的场面，情不自禁地流了一脸的泪。连续几天，小女孩都沉浸在悲痛之中。她的母亲见状，便把小女孩领到另一间房间，打开了一扇窗户。窗外，是一片美丽的花园。那里，鲜花五彩缤纷，蝴蝶和蜜蜂在花间嬉戏，可爱的小鸟落在花园的栅栏上，开心地唱歌。小女孩看了一会儿，心里的愁云一扫而空，心境重新开朗起来。母亲抚摸着女儿的头，说："孩子，你前几天开错了窗子。"在人生的旅途中，我们要面临很多开窗的机会，打开不同的窗，我们就会看到不同的风景，收获不同的心境，拥有不同的人生。有人看到的是无尽的黑暗，有人看到的却是满天的星斗。我希望我们班的同学都能打开正确的那扇窗，成为一个积极开朗的乐观者。那么，要如何才能成为一名积极思考的乐观者呢？让我们先来思考几个情境。

（2）让学生讨论乐观者与悲观者会如何思考以下这些问题，教师在黑板上做记录。并让学生自由发言，说说什么是事实，以及两种不同心态的后果是怎样的。

①你走过一座大楼时，有人不断往下扔垃圾，其中有一个砸到你身上。

②有人无缘无故地骂了你。

③你一不小心把一道会做的数学题做错了。

④你上课走神被老师批评了。

（3）自我反思练习。

①同学之间一起完成练习 A。

回想你最近生活中发生的一件记忆最深刻的积极事情,如学习成就、交易成功、家中喜事等。详细描述此事件,包括你在事件前、后、中的感受、想法、行为,也可包括此事件涉及的他人的感受、想法、行为。当你清晰回忆这件事情的具体细节后,尽最大努力真实回答以下问题:

- 哪些可能原因导致了此事件的发生?
- 这些原因中的哪些在你的掌控之中?
- 这些处于你控制之中的因素如何发挥作用?
- 你认为哪些因素是你无法控制的?
- 你认为以上哪些外部因素对此事件的发生有影响? 有多大程度上的影响?
- 在你找出的这些外部因素中,是否存在你本来可以控制的因素? 如有,该如何控制?
- 在那些你未能控制的因素上,为什么你认为自己不需要去控制它们?
- 你认为此事件以后会再次发生吗?
- 在影响此积极事件的因素中,你认为哪些会一直存在,日后能为你所用,哪些只会在这次出现?
- 在影响此积极事件的因素中,你认为哪些会在日后其他场景中继续有用,哪些只会在与本次情境非常相似的情境中发挥作用?
- 如遇类似情况,你会采取什么不同的做法?

②同学之间一起完成练习 B。

回想你最近生活中发生的一件记忆最深刻的消极事情,如学习失败、家中祸事等。详细描述此事件,包括你在事件前、后、中的感受、想法、行为,也可包括此事件涉及的他人的感受、想法、行为。当你清晰回忆这件事情的具体细节后,尽最大努力真实回答以下问题:

- 哪些可能原因导致了此事件的发生?
- 这些原因中哪些在你的掌控之外?
- 这些处于你控制之外的因素对此事件有多大影响?
- 你认为哪些因素是你自己造成的?
- 你做了哪些决策和行动来阻止此事件?
- 你觉得犯了哪些错误?
- 为避免此事件发生,你本来可以怎样预防?
- 总体来说,在所有影响因素中,哪些你本来可以更好地控制? 如控制得好,结果如何?
- 你认为此事件以后会再次发生吗?
- 在影响此消极事件的因素中,你认为哪些会一直存在,哪些只会在这次出现?
- 在影响此消极事件的因素中,你认为哪些会在日后其他场景中继续对你产生消极影响,哪些只会在与本次情境非常相似的情境中发挥作用?
- 如遇类似情况,你会采取什么不同的做法?

3. 第三环节:乐观有妙招

（1）妙招大收集:

让学生在自我反思练习环节的基础上总结保持乐观心态的妙招,教师在黑板上进行记录。让学生权衡各种方式的利弊,进行筛选和分类。如:重新诠释灾难;提升掌控能力;抓住乐观因素;切忌肤浅;乐观看待世界。

（2）教师总结:

根据学生总结的妙招进行积极反馈,同时给学生提出积极建议。

· 自我心理暗示法:每天清晨起身照镜子,不断重复一些鼓励性的话语,比如"我每天在各方面都变得越来越好""我一定能行"等。

· 寻找积极事物法:回顾过去一星期自己在哪些方面表现突出,有何优点,然后给自己一些小奖励。

· 倾诉法:找一个合适的对象,说说自己开心的事以及烦恼,或者养成写日记的习惯,将消极情绪写下来。

· 乐在其中法:常常给自己创造快乐,和同学说笑,在网上看搞笑视频,或者创作笑话等。

· 生理控制法:每天做 30 分钟有氧运动,身体好,精神好,人自然就乐观了。

· 自我催眠:找一个舒服的角落,用五官感受四周的一切,记住其中一种最深刻的感觉,每晚睡前反复练习,重温最深刻的感受,慢慢幻想直到你置身于那个舒服的角落的感觉出现。多做这个练习,可以控制自己心灵舒服的角落。在最紧张的时候,只需要回想这个最深刻的感觉,就能让自己放松、快乐。

七、优势感知

【辅导目标】

（1）以活动体验为切入点,让学生在活动中感知自身优点,提升存在感和价值感。

（2）在学生自我分享以及共同探讨的基础上,让学生找出自身缺点的好处,形成积极的心智模式,做一个优势感知者。

【辅导重难点】

（1）认识到自己是一个独特的人,身上存在独一无二的优点,找出并认同自己的优点。

（2）通过练习,使学生形成缺点也有好处的观念,初步尝试将缺点进行正向转化,寻找积极的心理意义。

【辅导用具】

多媒体课件、纸、笔。

【辅导过程】

1. 热身活动——抓手指

（1）请大家将左手掌心向下,右手食指垂直向上,相邻者左右手连为一线。

（2）学生听到老师讲述的一段故事中出现"乌鸦",则迅速用左手抓握下面左边同学的食指,同时使自己顶在相邻右边同学掌心的食指逃脱。一次结束后,所有人迅速归位,等待下一次指令。

（3）邀请所有人按以上规则做好准备。

故事:

乌鸦和乌龟

森林里有一间小小的城堡,里面住着可怕的巫婆和他的仆人乌鸦。突然有一天,天上慢慢飘来一片片乌云,转眼间就乌黑乌黑的,什么也看不见,不一会儿就下起了大雨。在狂风暴雨中,巫婆听到有人在敲门,开门一看,原来是一只乌龟,还有一只乌贼。它们要求巫婆让它们进屋。巫婆同意了,可是乌鸦不同意,它和乌龟是多年的宿敌。雨越下越大,大家也越吵越凶,乌贼指着乌云对巫婆说:"雨这么大,乌鸦却不让我们进去,我和乌龟都会生病的,再不开门,我一定会让你的城堡变得乌烟瘴气。"最后,巫婆还是没有给它们开门。没多久,雨停了,太阳出来了,乌云也散了,巫婆和乌鸦这才打开门,看见乌龟已经冻得缩成一团。

问题:(1)你一共抓住别人的手指几次?你逃掉几次?

(2)在游戏的过程中,"抓"容易还是"逃"容易?

分享:毫无疑问,肯定是"逃"容易,因为"逃"是一种本能,在心理学中又叫集体无意识。人类处于原始社会时期时,男人负责狩猎,女人负责采摘,不管是哪一项工作,都存在很大的危险,当面临突发的、不能应付的危险时,只能用"逃"来保护自己。所以我们现在有些时候,"逃"并不一定是十分糟糕的事情,也许是为了更好地保护自己,不让自己受到更大的伤害。

2. 体验活动——3 个 1 分钟,改变你的人生

1)第一个 1 分钟——寻找并肯定自己的优点

要求:请用关键词的形式,在 1 分钟内写下自己的优点;请同学计数并用手势向老师反馈;请同学之间相互交流分享;请 3 到 5 名学生在全班分享。

问题:想一想,这些优点在生活、学习中给你带来了哪些好处?

预设:

(1)勤奋好学——让我能在学业上取得好的成绩,让我知道更多的知识,是对自己一种很好的肯定。

回应:勤奋好学是你做好事情的前提和基础,就如爱迪生的那句名言,天才,是百分之一的灵感加百分之九十九的汗水。

(2)踏实稳重——做事不急躁,让我能把自己所做的每一件事情都认认真真做好。

回应:踏实稳重的人会给人一种心理的安全感。

(3)乐于助人——不仅能让别人得到帮助,同时自己也非常开心,在这个过程中也让我拥有了很多好朋友。

回应:助人助己。

(4)好奇心强——对于一个问题充满了好奇心,想要知道是什么,更想要知道为什么,这样就使得我对于问题的思考更全面、更深刻。

回应:想要知道是什么,想要知道为什么,这是人行动的最好内在驱动力。

(5)记忆力好——能在短时间内记住更多的内容,头脑中存储更多的信息。

回应:你们记忆力确实很好,让年长一些的我很是羡慕,我的记忆力已经不是很好了。

(6)自学能力强,接受新事物快——我可以在老师没有讲解之前,就把有些课程自己学会,这样让我的学习更加轻松。

回应:比如说电脑这样的高科技产物,对于我的父母而言,即使你教他们,他们也没有办法学会;对于我和我的同龄人而言,你教一教,我们还是可以学会的;对于你们,你们是不教都可以自己学会的。你们的优势在这样的对比中就可以充分显示出来。

（7）善良——不忍心伤害别人，所以就拥有了更多善良的朋友。

回应：很喜欢你的善良，想说的是，正是你的善良吸引了善良，从而赢得了更多善良朋友的关注。

（8）耐心——可以用心感受自己所经历的一切，得到更多的内心体验。

回应：这个世界需要用心感受，不耐心的人会错过很多东西。

（9）办事效率高——能在短时间内做更多的事情。

回应：同样的一分钟时间，你可以做更多的事情。

（10）谦虚谨慎——从个人而言，可以不断吸取他人的长处，使自己不停地前进，同时在与他人相处的过程中，常记他人的好处，与人为善。

回应：可以猜想，你一定是一个朋友很多的人，并且与你的朋友相处得都很融洽。

（11）幽默——不仅自己心情愉悦，还让我的周边充满欢笑声。

回应：幽默是一个成熟的心理品质，是人际交往的润滑剂，在很多场合都可以化解尴尬。

……

2）第二个1分钟——寻找自己的品格力量并突出练习

要求：请迅速浏览"6种美德和24种品格力量"（见表8-1）；参照24种品格力量，在1分钟内写下自己拥有的"品格力量"；请计数并相互交流。

表8-1 6种美德和24种品格力量

美　德	品　格　力　量
智慧	创造力、好奇心、开明、好学、洞察力
勇气	诚实、勇敢、坚持、热情
仁慈	善良、爱、善于交际
公正	公平、领导才能、合作
克制	宽恕、谦虚、谨慎、自我调节
超越	鉴赏、感恩、希望、幽默、笃信

突出优势练习：

（1）从6大美德、24种品格力量中找出你的三个突出优势；

（2）创造性地练习你的突出优势。

请你想一想，在接下来的一段时间里，你打算怎样尝试用一种新的方式，在不同场合练习你的突出优势。

举例：

①自控：在规定的时间内完成自己的课业作业。

②创造性：每晚留出1个小时写写日记或者小文章。

③欣赏美：驻足欣赏你平时无暇注意的风景，培养摄影的爱好。

④爱心：给你所关心的人送去一句问候的话语。

⑤助人：为亲朋好友做一件匿名的好事。

……

提问：(当学生比较认同自己的优点、优势的时候)当有人提出拿自己的优点和你的优点交换时，你是否愿意？为什么？

请学生分享。

预设(两种可能性)：

(1) 不愿意交换。

①我喜欢自己的优点，它给我带来的好处和帮助是其他优点所不能给我的；

②这个优点是别人没有的，能够展示出只属于我的特点，让我变得与众不同，我不能抛弃它；

③这个优点从小到大一直陪伴着我，就像朋友一样一直在我身边，我舍不得放下它。

回应：每个人的优点都是独特的、不可替代的，一路走来，它给我们带来了很多好处，对此，我们每一位的内心都充满了感激，并愿意一直拥有它。

(2) 愿意交换。

我愿意交换，我觉得他的优点更好一些，我想要得到。

回应：我感受到了，也许你并不是想要与他人交换优点，而是想要把自己认为好的优点吸纳到自己身上，让自己更好一些，更优秀一些。我这样理解，可以吗？

过渡：毫无疑问，每个人都可以感受到我们是喜欢自己的优点的，我们身上的优点可以很好地帮助我们更好地接纳自己，获得一些成就感和价值感，那么大家对自己身上存在的缺点如何看待？

请学生分享感受。

3) 第三个1分钟——缺点也有好处

要求：请用关键词的形式，在1分钟内写下自己的不足；请计数并用手势向老师反馈；请同学之间相互交流分享；请逐条找出"我的不足"给我的人生带来的好处。

分享与讨论：

有没有找不到好处的缺点？(如果有，请大家一起帮忙想办法。)

预设：

(1) 反应慢——我们慢慢来，可以用心体验生活，感受生活中每一分钟的精彩。

(2) 胆子小——因为胆子小，我们做事小心谨慎，出错的概率要小。

(3) 优柔寡断——我们有充分的时间考虑事情的利弊，再三权衡，这样的决定会周全稳妥些。

(4) 性格内向——情感细腻而敏感，在生活中可以感受到更多，获得更多的内心体验，同时可以觉察他人细小的情绪变化，从而照顾身边人的情绪。

(5) 粗心——我们不会太斤斤计较，把一些恼人的小事长久记在心上，使自己不开心。

(6) 急躁——做事不会拖拉，今日事今日毕。

(7) 懒惰——最大的好处就是可以延缓脾气的发泄；有时候还可以得到别人的照顾；有时候还可以得到意外的惊喜；还可以推动科技的发展，可以改善人们的生活质量，比如说耕地，勤快的人也许不会想什么，拿起锄头就去干活了，而懒惰的人也许就会想想有什么轻松的办法，如使用牛或者发明更为先进的设备。

(8) 冲动——敢于及时表达自己最最真实的想法，让自己不留遗憾；能去自己想去的地方，说走就走。

（9）小气——珍惜自己拥有的一切，珍惜自己的父母兄弟，珍惜自己的亲朋好友，让自己成为一个懂得珍惜的人。

（10）好高骛远——人生之中，永远都有目标，不会在生活之中迷失自己。

这说明了什么？——缺点也会有好处。

听故事：

他，是一名数学天才，21岁在普林斯顿大学读博士时就提出了著名的博弈论。然而正当他的事业如日中天时，30岁的他却做出了很多令人费解的行为：他经常拿着报纸告诉同事，说银河系的生物向他发来了生物密码；他说只有他是明白世界真相的人，其他人都生活在虚幻之中；他担心自己随时会被他人杀害，因为自己是"通晓天机的人"……这些症状让他备受折磨，终日不得安宁。他就是天才数学家约翰·纳什。经诊断，他患有严重的精神分裂症。

面对无止境的幻觉和妄想的折磨，纳什学着慢慢地接纳它们，和幻觉共存但不去打扰它们，他的心境变得更为平静，并从中获得一些提醒，最终在1994年获得了诺贝尔经济学奖。电影《美丽心灵》就是以他为原型的。

分享：我想说的是，对于纳什取得的成就，在感叹他在专业方面聪明天资的时候，请不要忘了他身上所存在的不足，从某种程度上来讲，不足也在他前进的道路上助他一臂之力。

内容小结：

万能的造物主给我们每人做了个装东西的褡裢，古往今来，人们总是习惯把自己的缺点藏在褡裢后面的口袋里，而把前面的口袋留着装自己的优点。所以我们更容易找到我们的优点，进而接纳它，但此时请不要忽视我们的不足，不足对于我们也是有好处的，我们应该正视、珍视它。

第四节 回馈与反思

一、学生心得

学生甲：

人生的确需要规划，刚进入大学的学生，一定要想好自己的一生准备做些什么样的事，按自己的理想，一步一个脚印向踏实的人生目标靠近。人的一生如果没有目标，没有方向，就永远是随波逐流，得过且过。有些时候，理想也等同于我们的目标，但只是有了理想却没有认真规划，在实现的路上歧路多多，看着是大道，走的是岔道，计划往往赶不上改变，到头来感叹行路难，安慰自己已经追求了过程就不要太在意结果。这是理想与现实出入太大不得不给自己的安慰。而如果你的确认真规划了你的人生，每一个阶段都有自己既定的目标，过程出现了偏差就及时改正，始终让自己的目标存在于现实的征途中，你会发现你有战无不胜的力量，而且会努力为自己的最终理想而奋斗不已。目标清晰与浑浑噩噩是截然不同的两种人生选择，规划好你的人生,你会奋不顾身地为理想而努力,而你行动的动力就是你每一个阶段不同的规划目标。

学生乙:

在大学里,许多同学因为课程较少、压力大就沉迷于网络游戏,到了最后就无法自拔。于是,他们为了打游戏开始荒废学业,连课也不去上了,整天待在宿舍,坐在电脑前。甚至是不分昼夜地打,这不仅影响了他们的身体健康,也使得他们的心理开始变得扭曲,可能是因为分不清自己身在虚拟的游戏中还是现实的世界里。这让他们变得孤僻,不善于与人交流,他们只活在虚拟的世界里。于是他们有的模仿游戏的场景而导致违法犯罪,也有的猝死在电脑前,结束了自己的一生。

保持快乐的秘诀是:①学会宽恕他人;②要有目标和追求;③经常保持微笑;④学会和别人一块分享喜悦;⑤乐于助人;⑥保持一颗童心;⑦学会和各种人愉快相处;⑧保持幽默感;⑨处变不惊;⑩有几个知心朋友;⑪常和别人保持合作,并从中得到乐趣;⑫保持高度自信;⑬尊重弱者;⑭偶尔放松一下自己;⑮具备胆识和勇气;⑯不做"财迷"。倘若我们可以做到这些,那我们就可以保持心理健康,拥有一个快乐的人生。

学生丙:

一个心理健康的人能体验到自己的存在价值,既能了解自己,又接受自己,有自知之明,即对自己的能力、性格和优缺点都能做出恰当的、客观的评价;对自己不会提出苛刻的、非分的期望与要求;对自己的生活目标和理想也能定得切合实际,因而对自己总是满意的;同时,努力发展自身的潜能,即使对自己无法补救的缺陷,也能安然处之。一个心理不健康的人则缺乏自知之明,并且总是对自己不满意;由于所定目标和理想不切实际,主观和客观的距离相差太远而总是自责、自怨、自卑;由于总是要求自己十全十美,而自己又总是无法做到完美无缺,于是就总是同自己过不去。结果是使自己的心理状态永远无法平衡,也无法摆脱自己所面临的心理危机。

二、教师反思

根据学生的反馈,我们可以了解到课程对学生还是产生了一些积极的影响,他们认识到了明确目标的重要性,也认识到积极的心态对学业、生活甚至人生的重要影响。那么,让学生在面临问题时能够自然而然地运用心理资本,明确解决问题的路径,这是需要我们未来努力的。

参考文献

[1] Fred Luthans,Carolyn M. Youssef,Bruce J. Avolio. 心理资本[M]. 李超平,译.北京:中国轻工业出版社,2008.

[2] Alan Carr. 积极心理学[M]. 丁丹,等.译.北京:中国轻工业出版社,2013.

[3] 温娟娟,郑雪,张灵.国外乐观研究述评[J].心理科学进展,2007,15(1):129-133.

[4] 阳志平,彭华军,等.积极心理学团体活动课操作指南[M].2版.北京:机械工业出版社,2016.

[5] 刘永芳.管理心理学简明教程[M].北京:清华大学出版社,2015.

[6] 唐爱琼.心理资本与心理健康的关系综述[J].学术论坛,2012(4):185-188.

[7] 樊富珉.团体咨询的理论与实践[M].北京:清华大学出版社,2001.

[8] 樊富珉.团体心理咨询[M].北京:高等教育出版社,2007.

[9] 徐岳敏.学生心理拓展训练 教师实用手册[M].重庆:西南师范大学出版社,2010.

[10] 胡朝兵,张兴瑜.班级团体心理辅导的设计与操作[M].重庆:西南师范大学出版社,2013.

[11] 罗家永.心理拓展游戏 270 例[M].福州:福建教育出版社,2014.

[12] 王永虎,赵小雨.关于大学生自我认识的思考[J].河南广播电视大学学报,2003(2):50-51.

[13] 陆璐,姚本先.大学生的自我意识及其对心理健康的影响[J].中国电力教育,2007(11):116-117.

[14] 李文英.积极心理学观照下大学生自我意识的优化[J].教育评论,2013(2):66-68.

[15] 程肇基,任映红.指向自我认同教化:大学生自我概念形成的路径[J].教师教育研究,2004(2):27-32.

[16] 吉登斯.现代性与自我认同——晚期现代中的自我与社会[M].北京:中国人民大学出版社,2016.

[17] 韦志中.大学心理健康教育[M].北京:中国轻工业出版社,2015.

[18] 刘慧.大学生团体心理咨询实务[M].北京:中国人民大学出版社,2015.

[19] 吴少怡.大学生团体辅导与团体训练[M].济南:山东大学出版社,2010.

[20] 杨红霞,武常亮,刘迎春.2196 名大学生肥胖症患病情况分析[J].吉林大学学报(医学版),2012,38(3).

[21] 韩晶.女大学生缺铁性贫血流行病学调查及影响因素分析[D].苏州大学,2014.

[22] 曹亭,等.南京市大学生糖尿病前期知识的现况调查与分析[J].齐齐哈尔医学院学报,2011,32(21).

[23] 李铁.生活方式干预对大学生 2 型糖尿病高危人群胰岛素抵抗的影响[J].中国学校卫生,2016,37(11).

[24] 陈桂阁,廉福生.大学生营养与健康[M].上海:同济大学出版社,2012.

[25] 冯峻,李玉明.大学生健康教育[M].成都:四川大学出版社,2015.

[26] 景晔,等.天津地区在校大学生缺铁性贫血的调查［J］.中国慢性病预防与控制,2012,20
(4).

[27] 徐雅文.膳食、营养与癌症预防的新进展[J].中国卫生标准管理,2016,7(10).

[28] 王翠玲,高玉峰.营养与膳食[M].北京:科学出版社,2010.

[29] 唐仪,郝玲.妇女儿童营养学[M].北京:化学工业出版社,2012.

[30] 徐晓阳.营养学[M].北京:高等教育出版社,2014.

[31] 季兰芳.营养与膳食[M].3版.北京:人民卫生出版社,2014.

[32] 中国营养学会.中国居民膳食指南2016[M].北京:人民卫生出版社,2016.